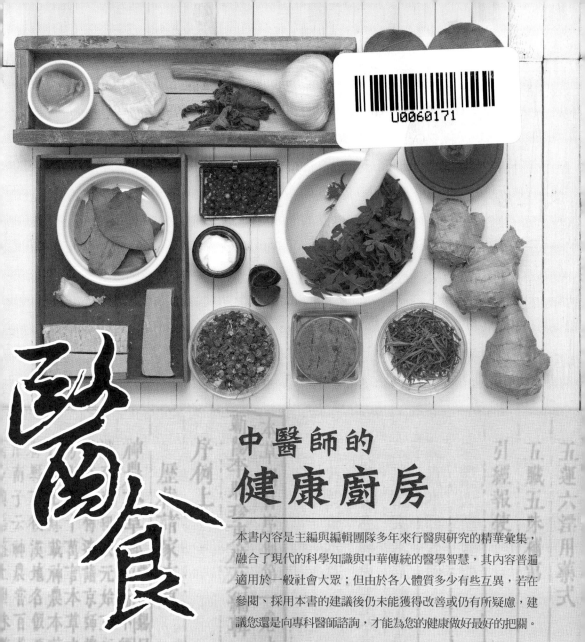

醫食同源

中醫師的
健康廚房

本書內容是主編與編輯團隊多年來行醫與研究的精華彙集，
融合了現代的科學知識與中華傳統的醫學智慧，其內容普遍
適用於一般社會大眾；但由於各人體質多少有些互異，若在
參閱、採用本書的建議後仍未能獲得改善或仍有所疑慮，建
議您還是向專科醫師諮詢，才能為您的健康做好最好的把關。

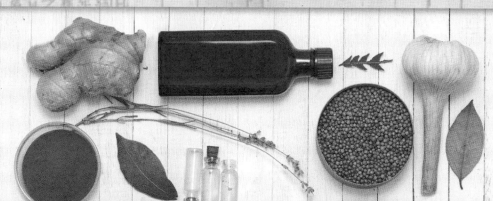

前言

　　大家都知道健康養生的第一關就是「管好你的嘴」，然而要管好我們的嘴，就要先管好我們的家庭廚房。對於一日三餐，家庭主婦們的表情是「無奈」，她們必須為家人做飯，讓家人吃飽吃好；年輕人的反應是「顧不上」，填飽肚子就是了；男人的反應是「廚房是老婆的事」；富貴之人則對家庭廚房「不屑一顧」，認為那是傭人的事……諸此種種，都忽略了廚房對自己、對家人健康的重大意義。

　　《黃帝內經‧太素》中有「空腹食之為食物，患者食之為藥物」的記載，反映出「藥食同源」的思想，意即食物除了食用價值外，還具有一定的醫療價值。食物輔助治療疾病的有效性，從古至今一直為醫家所推崇。因此，家庭廚房關係著飲食營養的製作，關係著一家人的健康。在家庭廚房裡，不但可以有效防治諸如高血壓、高血脂、脂肪肝、糖尿病、冠心病、胃病、氣管炎、結石、失眠、便秘、關節痛、頭痛等病症，甚至各種癌症都可以從廚房飲食中得到預防和控制。尤其重要的是，我們還可通過廚房飲食增強體質，延年益壽。可見，多進廚房對我們的健康有益。

　　本書從中醫養生的角度出發，用精彩、實用的方法，引導大家一起走進廚房，把家庭廚房打造成飲食養生房。

目錄

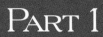

PART 1　近 80 種常見食物的神奇藥用

選取 80 種日常生活中的常見食物，講解它們的營養成分和保健功效，並採集這些食物針對相應疾病的具體應用藥方，指導大家科學飲食。

薏　仁	10	羊　肉	57
糯　米	12	雞　肉	59
玉　米	15	烏骨雞	62
黑　米	16	鴨　肉	64
燕　麥	17	雞　蛋	65
大白菜	18	鯽　魚	68
花椰菜	20	鱔　魚	69
高麗菜	22	鯉　魚	72
茄　子	23	黃　魚	73
山　藥	24	海　參	74
地　瓜	26	木耳／銀耳	76
芋　頭	28	海　帶	79
白蘿蔔	30	紫　菜	81
韭　菜	33	香　菇	84
苦　瓜	35	草　菇	86
蓮　藕	38	猴頭菇	88
芹　菜	41	豆　腐	89
紅蘿蔔	42	黑　豆	90
南　瓜	43	綠　豆	93
冬　瓜	44	紅　豆	95
絲　瓜	47	桂　圓	97
辣　椒	48	紅　棗	98
馬鈴薯	50	梨	100
洋　蔥	53	荸　薺	103
牛　肉	55	香　蕉	104

CONTENTS

石　榴……………………………106
花　生……………………………107
芝　麻……………………………110
核　桃……………………………112
栗　子……………………………115
白　果……………………………116
杏　仁……………………………117
人　參……………………………118
蓮　子……………………………121
枸　杞……………………………122
金銀花……………………………124

百　合……………………………127
當　歸……………………………128
黃　耆……………………………130
菊　花……………………………133
玫瑰花……………………………134
大　蔥……………………………136
生　薑……………………………138
大　蒜……………………………141
花　椒……………………………143
　醋………………………………146
蜂　蜜……………………………148

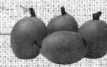

PART 2

巧用食物對症防治常見病

針對一些常見病，精選幾種對疾病輔助治療和調養效果最好的具有代表性的食材，用最簡單易行的操作方法指導患者科學飲食，並輔以中醫保健按摩，促進身體早日康復。

感冒

洋　蔥……………………………152
生　薑……………………………153
薄　荷……………………………153
檸　檬……………………………154

發燒

荸　薺……………………………155
綠　豆……………………………155

咳嗽

百　合……………………………156
枇　杷……………………………157

雪　梨……………………………157
羅漢果……………………………158

口腔潰瘍

白蘿蔔……………………………159
蜂　蜜……………………………159

缺鐵性貧血

黑木耳……………………………160
豬　肝……………………………161
菠　菜……………………………161
黑芝麻……………………………162

失眠

紅　棗……………………………163
牛　奶……………………………164
蓮　子……………………………164

痛經

紫　菜……………………………166
山　楂……………………………166

更年期症候群

黑　豆……………………………167
牡　蠣……………………………168
桑　葚……………………………168
核　桃……………………………168

骨質疏鬆

豆　腐……………………………170
綠花椰菜…………………………170

高血壓

芹　菜……………………………171
香　蕉……………………………172
西瓜／西瓜皮……………………172
玉米鬚……………………………172
白菊花……………………………173

高血糖

菠　菜……………………………174
冬　瓜……………………………174
黑　豆……………………………175
苦　瓜……………………………175
山　藥……………………………176

血脂異常

黃　瓜……………………………177
茄　子……………………………177
香　菇……………………………178
綠　豆……………………………178
山　楂……………………………179

痛風

綠花椰菜…………………………180
胡蘿蔔……………………………180

痔瘡

無花果……………………………181
黑芝麻……………………………182

便秘

地　瓜……………………………182
胡蘿蔔……………………………183
菠　菜……………………………184
蘆　薈……………………………184

濕疹

馬鈴薯……………………………185
魚腥草……………………………186

脂肪肝

燕　麥……………………………187
海　帶……………………………187

動脈硬化

黑木耳……………………………188
金　桔……………………………189

CONTENTS

過敏

紅　棗⋯⋯⋯⋯⋯⋯⋯⋯⋯189
甜　椒⋯⋯⋯⋯⋯⋯⋯⋯⋯190

胃潰瘍

南　瓜⋯⋯⋯⋯⋯⋯⋯⋯⋯191
猴頭菇⋯⋯⋯⋯⋯⋯⋯⋯⋯191
木　瓜⋯⋯⋯⋯⋯⋯⋯⋯⋯192

PART 3　選對食物調出身體好狀態

根據自己的身體狀態，利用食物的藥用功效，發揮其營養價值，輕鬆快捷地製作出身體的調養食療方案，配合營養菜譜和簡易按摩，將身體狀態調整到最佳！

增強免疫力

牛　肉⋯⋯⋯⋯⋯⋯⋯⋯⋯194
大　蒜⋯⋯⋯⋯⋯⋯⋯⋯⋯194
紅蘿蔔⋯⋯⋯⋯⋯⋯⋯⋯⋯195
花椰菜⋯⋯⋯⋯⋯⋯⋯⋯⋯195

防癌抗癌

地　瓜⋯⋯⋯⋯⋯⋯⋯⋯⋯197
黃　豆⋯⋯⋯⋯⋯⋯⋯⋯⋯197
洋　蔥⋯⋯⋯⋯⋯⋯⋯⋯⋯198
玉　米⋯⋯⋯⋯⋯⋯⋯⋯⋯198

緩解疲勞

花　生⋯⋯⋯⋯⋯⋯⋯⋯⋯200
菠　菜⋯⋯⋯⋯⋯⋯⋯⋯⋯200

醒酒解酒

白蘿蔔⋯⋯⋯⋯⋯⋯⋯⋯⋯201
豆　腐⋯⋯⋯⋯⋯⋯⋯⋯⋯202

補益五臟

枸　杞⋯⋯⋯⋯⋯⋯⋯⋯⋯203
山　藥⋯⋯⋯⋯⋯⋯⋯⋯⋯203
杏　仁⋯⋯⋯⋯⋯⋯⋯⋯⋯204
紫　菜⋯⋯⋯⋯⋯⋯⋯⋯⋯204
山　楂⋯⋯⋯⋯⋯⋯⋯⋯⋯205
紅蘿蔔⋯⋯⋯⋯⋯⋯⋯⋯⋯205
百　合⋯⋯⋯⋯⋯⋯⋯⋯⋯206
泥　鰍⋯⋯⋯⋯⋯⋯⋯⋯⋯206
黑　豆⋯⋯⋯⋯⋯⋯⋯⋯⋯206

補充鈣質

牛　奶⋯⋯⋯⋯⋯⋯⋯⋯⋯208
豆　腐⋯⋯⋯⋯⋯⋯⋯⋯⋯209
蝦　米⋯⋯⋯⋯⋯⋯⋯⋯⋯209
海　帶⋯⋯⋯⋯⋯⋯⋯⋯⋯210

減肥瘦身

蘋　果 …………………………… 211
地　瓜 …………………………… 212
冬　瓜 …………………………… 212
蒟　蒻 …………………………… 213

益智健腦

核　桃 …………………………… 214
蛋　黃 …………………………… 214
金針菇 …………………………… 215
魚　鱗 …………………………… 215

抗衰益壽

山　楂 …………………………… 217
松　子 …………………………… 218
蓮　藕 …………………………… 218

清除口臭

薄　荷 …………………………… 220

生　薑 …………………………… 221
檸　檬 …………………………… 221

去火

梨 ………………………………… 223
苦　瓜 …………………………… 223
蓮　子 …………………………… 224

排毒

紫葡萄 …………………………… 225
豬　血 …………………………… 226
黑木耳 …………………………… 226

祛濕

櫻　桃 …………………………… 228
薏　米 …………………………… 228

減壓

番　茄 …………………………… 230
香　蕉 …………………………… 231

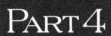

PART 4

辨清病理體質好下廚

清晰明瞭地介紹八種體質，揭示生活習慣對於體質形成的影響，並根據不同體質的不同類型提供相應的飲食指導和穴位養生方法，以促使體質趨於平和。

陽虛體質 …………………………… 234
氣虛體質 …………………………… 236
痰濕體質 …………………………… 239
濕熱體質 …………………………… 241

陰虛體質 …………………………… 244
瘀血體質 …………………………… 246
氣鬱體質 …………………………… 249
特稟體質 …………………………… 251

PART ①

近**80**種常見食物的神奇藥用

選取近 80 種日常生活中常見的食物，講解它們的營養成分和保健功效，並收集這些食物針對相應疾病的具體應用藥方，指導大家科學飲食。

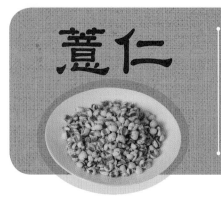

薏仁

祛濕，健脾，防癌

性味歸經 | 性涼，味甘、淡，歸脾、胃、肺經。

適宜人群 | ●癌症患者　●皮膚粗糙者　●面浮肢腫者
　●臉上有粉刺或疙瘩者　●關節炎患者
　●急慢性腎炎水腫者

營養成分 | 澱粉、維他命 B 群、維他命 E、硒等。

保健功效

① 女性常吃些薏仁可改善膚色，使皮膚光澤細膩，並能消除粉刺、色斑。

② 陰雨潮濕的天氣裡常吃些薏仁可祛濕、健脾。

③ 薏仁有防癌作用，能有效抑制癌細胞的增殖，可用於胃癌、子宮頸癌的輔助治療，並能減輕腫瘤患者放化療的毒副作用。

特別提示

薏仁性涼，脾虛的人食用薏仁時應先炒一下再用於烹調食用，這樣薏仁就沒有那麼寒涼，健脾效果更好。

營養搭配

薏仁 ＋ 栗子 ＝ 補腎

薏仁搭配栗子，具有補益脾胃、補腎利尿、利濕止瀉的功效，可作為脾胃虛弱、心煩、口渴、食少乏力、脾胃虛損、水腫和癌症等疾病患者的輔助食療食物。

這樣吃更健康

薏仁性涼，脾虛的人食用薏仁時應先炒一下再用於烹調，這樣薏仁就沒有那麼寒涼，健脾效果更好。

藥用祛病方

方1　山藥薏仁芡實糊→精子活力低下

取 60 克薏仁淘洗乾淨，用清水浸泡 2～3 小時；取 30 克芡實清洗乾淨，用清水浸泡 4 小時；取 50 克山藥去皮，洗淨，搗碎；20 克熟黑芝麻桿碎；鍋置火上，倒入適量清水燒開，下入薏仁、芡實煮至軟爛，用湯勺背將其碾碎，加山藥碎煮至黏稠且呈糊狀，撒上熟黑芝麻碎即可。能提高精子活力，適合精子活力低下的男士食用。

方 2 薏仁水→濕疹

200 克薏仁淘洗乾淨,倒入鍋中,加入 600 毫升清水,大火煮開後轉小火煮至鍋中剩下 300 毫升的水、薏仁軟而不開花即可。能排除入侵體內的濕氣,輔助治療濕疹。

方 3 薏仁紅豆糊→小便不利

取 60 克薏仁和 60 克紅豆分別淘洗乾淨,用清水浸泡 6 ～ 8 小時;鍋置火上,放入薏仁和紅豆,加入 800 毫升清水,大火燒開後轉小火煮成糊狀即可。可起到較好的利尿效果。

方 4 薏仁酒→皮膚粗糙、扁平疣

取一個乾淨、無水的大玻璃瓶,放入 100 克生薏仁,加入 400 毫升米酒,蓋緊瓶口,浸泡一週後飲米酒,每次飲用 20 毫升。具有健膚美容的作用,可輔助治療皮膚粗糙、皮膚扁平疣等症。如果用橘子汁、檸檬汁、蘋果汁等調和飲用效果更好。

方 5 薏仁粥→癌症

取 60 克薏仁淘洗乾淨,與 100 克糯米或白米煮成稀粥後食用,每日早晚各 1 次。經常食用,可發揮抗癌功效,適合各類癌症患者食用。

方 6 薏仁百合粥→雀斑、痤瘡

取 50 克薏仁淘洗乾淨;15 克鮮百合削去老根,撕去枯黃的花瓣,分瓣,洗淨;鍋置火上,倒入適量清水燒開,下入薏仁煮軟,加百合略煮,離火,放涼至溫熱,加蜂蜜調味後食用。具有澤膚、去斑的功效,適合面部有雀斑、痤瘡的人食用。

方 7 薏仁蘿蔔粥→咳嗽

取 50 克薏仁淘洗乾淨,用清水浸泡 3 ～ 4 小時;取 50 克去皮鮮藕,洗淨,切小丁;取 50 克白蘿蔔洗淨,切小丁;鍋置火上,倒入適量清水燒開,下入薏仁小火煮至七成熟,加藕丁和白蘿蔔丁中火煮至薏仁熟透,加冰糖煮至溶化後食用。具有清肺、止咳的功效。

方 8 薏仁菱角湯→胃癌、子宮癌

取 50 克薏仁淘洗乾淨;取 150 克野菱角洗淨,切開;鍋置火上,放入薏仁和菱角,淋入沒過鍋中食材的清水,大火燒開後轉小火煎煮 30 分鐘,取汁飲用。每日早晚分服,連服 1 個月為 1 療程。對胃癌、子宮癌等癌細胞發展有抑制作用。

美食養生堂

薏仁南瓜湯

材料 ▶ 南瓜 200 克、薏仁 100 克、胡蘿蔔 1 根。

調料 ▶ 白糖、牛奶各適量。

做法 ▶
1. 薏仁淘洗乾淨,用清水泡軟;南瓜去皮除籽,洗淨,蒸熟,放入攪拌機中打成蓉;紅蘿蔔洗淨,切大塊。
2. 鍋置火上,放入紅蘿蔔塊和適量清水燒開後煮20 分鐘,撈出紅蘿蔔塊不用,倒入南瓜蓉,用白糖、牛奶調味,加薏仁煮熟即可。

功效 ▶ 補中益氣、健脾利濕,對體虛、早洩、遺精、夜尿過多的人有較好的食療功效。

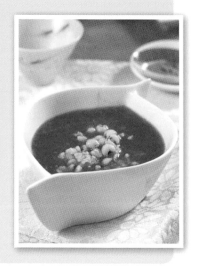

糯米

補養人體正氣

性味歸經 | 性溫,味甘,歸脾、胃、肺經。

適宜人群 | 體虛多汗者　脾胃虛弱者　神經衰弱者　病後體虛者　產婦

營養成分 | 蛋白質、糖類、維他命 B2、煙酸、磷、鈣、鐵等。

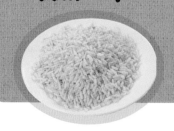

保健功效
1. 糯米能夠補養人體正氣,吃下後會全身發熱,發揮滋補、禦寒的作用。
2. 對氣虛所導致的盜汗、氣短、乏力等症狀可起到改善作用。
3. 糯米有收澀作用,對頻尿有較好的食療效果。

特別提示
1. 胃潰瘍患者不宜食用糯米和糯米製品,因為糯米不容易消化,滯留在胃內的時間長,會令胃酸分泌增加,使疼痛加重,甚至誘發胃穿孔出血。
2. 糯米黏滯,不易消化,一次不要吃太多。

營養搭配 | 糯米製品 ＋ 白蘿蔔 ＝ 防止積食

吃糯米或糯米製品時宜吃些白蘿蔔，因為糯米及糯米製品在胃中不容易消化，同時吃些白蘿蔔，可促進消化，防止積食。

這樣吃更健康

糯米及糯米製品宜趁熱吃，不宜放涼了再吃，因為口感較硬，不利於消化。

藥用祛病方

方1 糯米黑芝麻粉→鬚髮早白、脫髮

取 50 克糯米粉用無油的炒鍋小火炒至色澤微黃；再取 30 克黑芝麻用無油的炒鍋小火炒熟，放涼，桿碎，將炒好的糯米粉和桿碎的黑芝麻混合均勻，裝入乾淨的玻璃瓶中保存，每日 3 次，每次食用 2 ～ 3 克。具有補肝腎、潤五臟、養胃的功效，主治氣短、鬚髮早白、脫髮、病後虛弱等。

方2 糯米枸杞飲→頭暈、目眩、腰膝酸軟

取 30 克糯米淘洗乾淨，取 15 克枸杞洗淨。鍋置火上，枸杞、糯米及浸泡糯米的水一同倒入鍋中，再加入約 600 毫升清水，水煮至糯米熟軟，喝湯吃糯米及枸杞，每日 2 次。具有滋補肝、腎、肺及明目的作用，主治頭暈、目眩、腰膝酸軟等症。

方3 糯米紅棗粥→胃寒痛或十二指腸潰瘍

取 50 克糯米淘洗乾淨，用清水浸泡 4 ～ 6 小時；4 顆紅棗和適量枸杞洗淨；鍋置火上，放入糯米、紅棗和枸杞，一次性加足清水，大火燒開後，轉小火煮至米粒熟透即可。經常食用此粥，對胃寒痛或胃、十二指腸潰瘍可起到輔助調養作用。

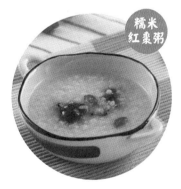
糯米紅棗粥

方4 冰糖糯米飯→夜尿頻多

取 100 克糯米淘洗乾淨，用清水浸泡 4 ～ 6 小時，把糯米撈入耐熱的碗中，倒入沒過米麵的清水，送入蒸鍋蒸至糯米熟透，加 10 克冰糖，再送入蒸鍋蒸至冰糖溶化，每日一次，連吃 7 個晚上。可減少夜間排尿次數。

方5 甜糯米粉→反胃

取 50 克糯米粉用無油的炒鍋小火炒至色澤微黃，盛出，放涼，拌入適量砂糖，用開水沖服。能緩解反胃的不適症狀。

方6 血糯米粥→閉經

取 50 克血糯米、20 克紅豆、20 克薏仁，分別淘洗乾淨，用清水浸泡 4～6 小時；鍋置火上，放入浸泡好的血糯米、紅豆、薏仁，再加入 10 克洗淨的山楂和 5 顆紅棗，一起煮成稀粥，加適量紅糖，每日早晚分食。具有通經的功效，適合閉經者食用。

方7 糯米阿膠糊→胎動不安

取 100 克糯米淘洗乾淨，用清水浸泡 4～6 小時；鍋置火上，放入糯米，加適量清水煮成稀粥，加 20 克阿膠（粉末狀）煮至與粥混合均勻，趁熱食用。對胎動不安可發揮較好的食療效果。

方8 糯米藕團→便血及鼻出血

取 150 克糯米、50 克藕粉和適量白糖倒入盆中，加入適量清水和表面光滑的麵團，搓長條，下劑子（分成小塊），逐一揉圓，放入蒸鍋蒸熟，分餐食用，連續食用 5～10 天。具有補虛、止血、養胃的功效，可輔助治療食欲不振、身體虛弱、血便及鼻出血。

將炒熟的黑芝麻搗碎的方法！

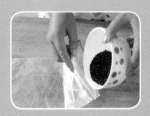 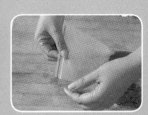 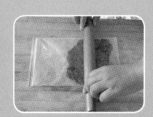

1 將放涼的黑芝麻裝進保鮮袋中。

2 排出袋內空氣，捏緊袋口。

3 用桿麵棍隔著保鮮袋將黑芝麻一點點搗碎。

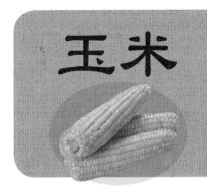

玉米

清宿便排腸毒，利尿止血

性味歸經 | 性平，味甘，歸脾、胃經。

適宜人群 | ●習慣性便秘者　●老年人　●失眠者　●身體虛弱者

營養成分 | 蛋白質、脂肪、澱粉、維他命 A、維他命 B1、維他命 B2、維他命 B6、維他命 E、胡蘿蔔素、膳食纖維、鈣、磷、鐵等。

保健功效

① 鮮玉米能開胃、降血脂、抑制腫瘤細胞生長。

② 玉米富含膳食纖維，能刺激腸道蠕動，加速糞便排泄，有助於清除宿便，排出體內毒素。

③ 玉米有利尿止血作用，對腎炎水腫、肝硬化腹水以及營養不良引起的水腫有一定療效。

特別提示

不要食用發霉的玉米，即使發霉的程度不嚴重，仍會產生致癌物黃麴黴素，嚴重影響健康。

營養搭配

玉米 + 豆類 = 提高二者的營養

玉米宜和豆類搭配烹調，因為玉米和豆類的胺基酸種類不同，二者同食，正好可以發揮互補作用，讓蛋白質中的胺基酸種類更加豐富，從而提高二者的營養價值。

這樣吃更健康

煮玉米粥和製作窩窩頭時，宜加少量鹼，可使玉米中過多的煙酸釋放出來，並能保存維他命 B1 和維他命 B2。

藥用祛病方

方1　醋泡玉米→高血壓

500 克鮮玉米粒洗淨蒸熟，放入乾淨無水的大玻璃瓶內，加入 1,000 毫升醋，蓋緊瓶蓋，浸泡 24 小時，每日早晚各吃 20 粒，具有降血壓作用。

方2　玉米糊→燙傷

取 50 克玉米麵倒入碗中，加適量清水調成稀糊狀，塗抹在燙傷處敷 10 分鐘。具有消除燙傷引起的疼痛，促進創面癒合的作用。

方3　玉米心茶→產後自汗盜汗

取適量玉米棒中的白心，放入杯中，沖入開水，蓋上杯蓋悶 10～15 分鐘，放涼至溫熱後代茶飲用。對產後自汗盜汗可起到較好的輔助調養作用。

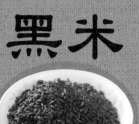

黑米

防止白髮早生，延緩衰老

性味歸經 | 性溫，味甘，歸脾、胃經。

適宜人群 | ●糖尿病患者 ●經常頭暈者 ●腰腿酸軟者 ●貧血者 ●眼疾者 ●跌打、骨折者

營養成分 | 硒、鐵、鋅、鉀、鎂及多種維他命。

 保健功效

1. 黑米可滋養肌膚，防止白髮早生，具有延緩衰老的功效。
2. 黑米中的黃酮類化合物能維持血管正常滲透壓，減輕血管脆性，防止血管破裂。

 特別提示

黑米的米質較硬，消化不良的人一定要將黑米煮爛後再食用，不然容易引起急性腸胃炎。

 營養搭配

黑米 ＋ **黑色食物** ＝ **補腎**

黑米宜和黑芝麻、黑木耳、烏骨雞等黑色食物搭配在一起吃，因為黑米、黑芝麻、黑木耳、烏骨雞都具有補腎功效。這幾樣食物同食，補腎效果更好，特別適合需要補腎者冬季食用。

這樣吃更健康

用黑米煮粥一定要煮至軟爛再食用，這樣大多數的招牌營養素才能溶出。黑米烹調前用水浸泡 6 ～ 8 小時就很容易煮爛了。

藥用祛病方

 方 1 黑米茶→免疫力低下

取 500 克黑米淘洗乾淨，瀝乾水分，放入無油的炒鍋中大火炒 3 分鐘，再用小火炒至米粒裂開，露出白色的米心，裝入乾淨無水的玻璃瓶中，放涼後密閉存放。每次取適量炒好的黑米，沖入適量開水，蓋上杯蓋悶 10 分鐘，放涼至溫熱飲用。能增強身體的免疫力。

方 2 黑米糊→貧血

取 30 克黑米淘洗乾淨，放入鍋中，加適量清水煮成稀粥，放涼至溫熱後放入粉碎機裡打成稀糊狀，再倒入鍋中，磕入 1 顆生雞蛋，攪拌均勻後上火燒開後食用。具有補血的功效，適合貧血者食用。另外，氣虛乏力的人吃上 4 ～ 5 天的黑米糊，不適的狀況也會有所改善。

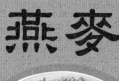

燕麥

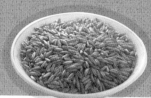

預防心腦血管疾病

性味歸經 | 性溫，味甘，歸肝、腎、脾、胃經。

適宜人群 | ●高血壓患者　●血脂異常者　●動脈硬化者　　　　　　●盜汗者　●浮腫者　●習慣性便秘者

營養成分 | 澱粉、維他命 B1、維他命 B2、葉酸、維他命　　　　　　E 及鈣、磷、鐵、鋅等。

保健功效

① 燕麥膳食纖維含量高，能增加飽腹感，減少進食量，有助於減肥。

② 燕麥可以有效地降低人體中過高的膽固醇，對心腦血管疾病發揮一定的預防作用。

③ 燕麥可改善血液循環，緩解工作和生活所帶來的壓力。

特別提示

燕麥富含膳食纖維，一次不要吃得太多，宜吃 40 克左右，不然會造成胃痙攣或肚子脹氣。

營養搭配

燕麥 ＋ 綠豆 ＝ 有效控制血糖上升

燕麥有抑制血糖上升的功效；綠豆富含澱粉，食用後會升高血糖。二者同食，不僅能為人體補充必要的營養，而且還能有效地控制血糖上升。

這樣吃更健康

燕麥要避免長時間烹調，燕麥煮的時間越長，營養損失就越大。

藥用祛病方

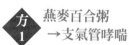

方1　燕麥百合粥
→支氣管哮喘

鍋置火上，倒入適量清水燒開，加 50 克燕麥小火煮成稀粥，再加 15 克鮮百合略煮，涼至溫熱後食用，早晚分食。具有潤肺止咳、補虛斂汗的功效，對慢性氣管炎、自汗盜汗、支氣管哮喘等可發揮輔助調養作用。

方2　燕麥牛奶粥
→血脂異常、肥胖症

鍋置火上，倒入適量清水燒開，加 30 克燕麥煮成燕麥糊，離火，涼至溫熱，淋入適量脫脂牛奶即可，早餐食用。具有降脂、減肥的功效，適合身體肥胖及血脂異常的人食用。

方3　燕麥粉
→免疫力低下

取 300 克即食燕麥，放入研缽中，用研磨棒儘量搗碎成粉末狀，裝入乾淨的玻璃瓶中，每日取適量放入優酪乳或牛奶中拌食。經常食用能提高免疫力，改善體質。

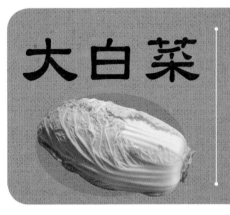

大白菜

加速排便，有效防治便秘

性味歸經 | 性涼，味甘，歸脾、胃經。

適宜人群 | ●女性 ●男性 ●少年兒童 ●老年人 ●腎病患者 ●小便不利者 ●便秘者 ●皮膚乾燥者 ●咳嗽者

營養成分 | 胡蘿蔔素、維他命 B1、維他命 B2、維他命 C 等維他命和硒、鉬、鋅等微量元素以及大量的膳食纖維。

保健功效

① 潤腸排毒、促進排便。大白菜中含有豐富的膳食纖維，不但發揮潤腸、促進排毒的作用，還能刺激腸胃蠕動，促進大便排泄，幫助消化。

② 防癌抗癌。大白菜中的膳食纖維，能夠減少糞便在體內保留的時間，可以預防腸癌；另外，大白菜中的一些微量元素還能幫助分解與乳腺癌相聯繫的雌激素，預防乳腺癌。

③ 護膚養顏。在乾燥的氣候環境下，多吃白菜，可發揮很好的護膚和養顏效果。

特別提示

① 不要吃隔夜的熟白菜，因為隔夜的熟白菜會產生亞硝酸鹽，亞硝酸鹽在人體內會轉化為一種叫亞硝胺的致癌物質。

② 大白菜性涼偏寒，胃寒腹痛、大便溏瀉及寒痢者不可多食。

營養搭配

大白菜 ＋ **豆腐** ＝ **取長補短**

大白菜和豆腐是最好的搭檔，豆腐中鈣與磷的比值很低，這會影響到人體對於鈣的吸收，而大白菜中的鈣磷比值卻很高。所以，這兩類食物搭配正好能取長補短。

這樣吃更健康

① 烹調大白菜時，不宜用煮焯、浸燙後擠汁等方法，以免損失大量的維他命和微量元素。

② 烹調大白菜時，宜先洗後切；切白菜時宜順其紋理，這樣不但易熟，而且維他命流失少。

③ 烹調大白菜時，適當放點醋，可以減少大白菜中維他命 C 的損失。

藥用袪病方

方1 白菜根→腮腺炎

將兩棵白菜根洗淨，其中 1 個放入湯鍋內，用水煎成濃湯，口服；另外 1 個放石臼內搗爛，敷在腮腺炎患處，每日換 1 次。持續內服和外用，幾日內即可治癒腮腺炎。

方2 白菜湯→凍瘡

將一棵大白菜洗淨切碎，鍋置火上，放入適量清水煮沸，放入切碎的大白菜，煎成濃湯，每晚睡前用白菜湯洗凍瘡患處。連洗數日，凍瘡的腫痛、癢等不適症狀即可消失。

方3 冰糖白菜根湯→百日咳

取 3 條大白菜根洗淨，切片，冰糖 30 克，將兩者同放鍋內，加水煎服取汁飲用，每日 3 次。連服 4 ～ 6 天，即可明顯減輕咳嗽病情，縮短小兒百日咳病程。

方4 素白菜湯→便秘

取 250 克大白菜洗淨，切碎，投入沸水中，再次煮沸，去除生味，加香油、鹽、味精調味，放涼後喝湯吃白菜，可在晚餐時佐食。持續喝湯吃白菜，可以促進胃腸蠕動，有利於糞便排出，解決便秘煩惱。

方5 白菜根飲→風寒頭痛

取乾（鮮）白菜根 50 克、小蔥 3 根，切碎後加水，大火燒沸後改小火煎煮約 20 分鐘即可，溫熱時服用，每日 2 次，每次服用 400 毫升。連服三天，即可治癒風寒侵襲引起的頭痛。

方6 白菜汁→消化道潰瘍出血

取 250 克大白菜，去老葉後洗淨，切細，用少量食鹽拌醃 10 分鐘，用潔淨紗布絞取汁液，加入適量的糖食用，1 日內分作 3 次，空腹服下。白菜汁進入消化道後能夠加速創面癒合，緩解消化道潰瘍引起的出血狀況。

方7 白菜墩→小便不利

將 500 克白菜心洗淨、瀝水，改切成 2 段，放入盆內，加入蔥段、薑片、臘肉片、料酒、肉湯，上籠蒸約 1 小時，待白菜酥爛時，放入鹽、味精、白胡椒粉調味即可。持續食用白菜墩幾天，能夠通利小便，消除小便不利的痛苦。

美食養生堂

薏仁南瓜湯

材料▶ 鮮香菇、大白菜各 150 克。

調料▶ 蔥花、鹽、雞精、蒜末、太白粉、植物油各適量。

做法▶
1. 香菇去柄，洗淨，入沸水中焯透，撈出，放涼，切絲；大白菜擇洗乾淨，撕成片。

2. 炒鍋置火上，倒入適量植物油，待油溫燒至七成熱，放蔥花炒出香味，放入大白菜片和香菇絲炒熟。

3. 用鹽、雞精和蒜末調味，太白粉勾芡即可。

功效▶ 香菇和大白菜都含有豐富的膳食纖維，可抑制膽固醇附著在血管壁上，防止動脈硬化。

花椰菜

清理血管，預防心臟病

性味歸經 | 性平，味甘，歸腎、脾、胃經。

適宜人群 | 便秘患者　食欲不振者　女性　男性　兒童　中老年人　心臟病患者　中風患者

營養成分 | 胡蘿蔔素、維他命 B2、葉酸、維他命 C、維他命 K、膳食纖維、鎂、鉀及黃酮類化合物。

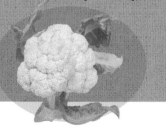

保健功效
1. 清理血管。花椰菜含有大量的維他命 P，能夠阻止膽固醇氧化，防止血小板凝結成塊，減少心臟病與中風的危險。
2. 保護肝臟。花椰菜能提高肝臟對乙醇的分解代謝，增強肝臟的解毒功能，可以防止酒精性肝硬化的發生。

特別提示
花椰菜富含鉀，尿少或無尿患者應減少鉀的攝入，因此不宜食用花椰菜。

營養搭配 ＋ 雞肉 ＝ 平衡營養

花椰菜的維他命 C 含量極高，而雞肉中的維他命 C 含量則很低，兩者搭配，營養可以互補，是提高免疫力的理想搭配。

這樣吃更健康

花椰菜的維他命 C 含量極高，而雞肉中的維他命 C 含量則很低，兩者搭配，營養可以互補，是提高免疫力的理想搭配。

藥用祛病方

方 1 花椰菜汁→咳嗽

取半個花椰菜洗淨，切掉根莖部分，然後切碎，放入攪拌機中，加入 150 毫升水攪拌 1 分鐘左右，取汁，放鍋內煮沸後加入適量蜂蜜攪勻，每次服 50 ～ 100 毫升，每日 3 次。連服 2 ～ 3 天，止咳效果明顯。

洗淨花椰菜的方法！

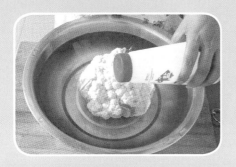

① 將整顆花椰菜放入鹽水中浸泡至少 15 分鐘。

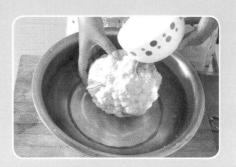

② 在流水下沖洗 3 ～ 5 分鐘，就可以洗淨了。

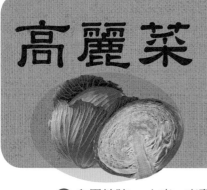

高麗菜

有效防治潰瘍

性味歸經 | 性平、味甘，歸脾、胃經。

適宜人群 | ●孕婦 ●男性 ●少年兒童 ●貧血患者 ●老年人 ●糖尿病患者 ●消化道潰瘍患者 ●肥胖者 ●膽結石患者 ●動脈硬化患者

營養成分 | 維他命C、維他命B2、維他命U、胡蘿蔔素、煙酸及鉀、鈣等礦物質。

保健功效

① 和胃健脾、止痛。高麗菜中含有維他命U樣因子，效果比人工合成的維他命U要好，能促進胃、十二指腸潰瘍的癒合，新鮮菜汁對胃病有治療作用。

② 美容去斑。經常吃高麗菜對皮膚美容有一定的功效，能防止皮膚色素沉澱，減少雀斑，延緩老年斑的出現。

特別提示

① 單純甲狀腺患者吃富含碘的食物時，不可進食高麗菜，因為高麗菜中的有機氰化物會抑制碘的吸收。

② 高麗菜忌和蜂蜜一起食用，容易引起腹瀉、腹痛的症狀，並且降低高麗菜和蜂蜜的營養價值。

營養搭配

高麗菜 ＋ 木耳 ＝ 增強免疫力

高麗菜含有多種微量元素和維他命，其中維他命C、維他命E含量較豐富，有助於增強人體免疫力，配以木耳這種滋補強身的食品，可以補腎壯骨、健胃通絡。常食對胃潰瘍病的恢復較為有利。

這樣吃更健康

高麗菜宜用急火快炒，迅速成菜。這樣烹調，其維他命C損失最少，且能避免因其香味丟失而產生不良的味道。

藥用祛病方

方1 高麗菜汁→胃潰瘍

高麗菜葉兩三片切成小塊，用食品切碎機打成末，擠汁100毫升左右，晚飯前飲用。能促進胃黏膜分泌出胃液，保護胃壁免受刺激。連服一個月，可調養和治療胃潰瘍。

方2 糖醋高麗菜→宿醉

取一棵高麗菜洗淨，切成細絲，加白糖、醋拌勻，醃漬10分鐘後食用。可明顯減輕宿醉後的劇烈頭痛、口乾舌燥等不適症狀。

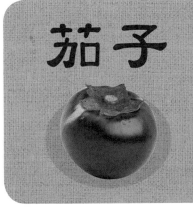

茄子

保護心血管

性味歸經 | 性涼，味甘，歸脾、胃、大腸經。

適宜人群 | ●女性 ●男性 ●少年兒童 ●老年人 ●高血壓患者 ●動脈硬化患者 ●壞血病患者 ●口舌生瘡者 ●痔瘡患者 ●血便者 ●肥胖者 ●糖尿病患者

營養成分 | 維他命 P 等多種維他命及鐵、鉀、磷等多種礦物質。

保健功效

1. 保護心血管。茄子含豐富的維他命 P，能增強毛細血管彈性，減低毛細血管的脆性及滲透性，防止微血管破裂出血，使心血管保持正常的功能。
2. 茄子所含的維他命 B 群對經痛、慢性胃炎及腎炎水腫等也有一定的輔助治療作用。

特別提示

1. 老茄子，特別是秋後的老茄子含有較多茄鹼，對人體有害，不宜多吃。
2. 病患手術前忌吃茄子，否則可能導致麻醉劑無法被正常地分解，拖延甦醒時間，影響康復速度。

營養搭配

茄子 ＋ 豬肉 ＝ 降低膽固醇的吸收

豬肉含豐富膽固醇，茄子的纖維中含有皂草苷，可以降低膽固醇，豬肉和茄子搭配食用，既能保證營養，又可以降低膽固醇的吸收率。

這樣吃更健康

油炸茄子儘量掛糊上漿，直接油炸會使茄子中的維他命嚴重損失，使茄子的保健作用大打折扣，掛糊上漿能減少營養損失。

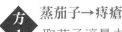

方1 蒸茄子→痔瘡

取茄子適量去蒂，洗淨，加油、鹽少許隔水蒸熟，每日食用 1 次。對內痔發炎腫痛、痔瘡便秘、初期內痔便血等症有輔助治療作用。

方2 茄子梗糖漿→疝氣

取紫茄子梗 7 個洗淨，放在鍋內加水燉熟，加白糖適量，然後取食茄子梗的皮肉，再喝其汁，每日 1 次。一般連服 7～10 天，即可有效治療疝氣。

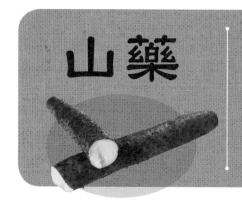

山藥

增強胃功能，消除體內多餘脂肪

性味歸經 | 性平，味甘，歸脾、肺、腎經。

適宜人群 | ●女性 ●男性 ●少年兒童 ●老年人 ●消化不良者 ●病後虛弱者 ●腹脹者 ●慢性腎炎患者 ●長期腹瀉者

營養成分 | 澱粉、黏液質、蛋白質、各種維他命及鉀、鈣、鎂等多種礦物質。

保健功效

1. 促進消化。山藥含有澱粉糖化酶、澱粉酶等多種消化酶。澱粉糖化酶能夠分解澱粉，胃脹時食用，有促進消化的作用，可以去除不適症狀。

2. 滋補腸胃。山藥中含有一種被稱為黏蛋白的物質，可以防止黏膜損傷，並且在胃蛋白酶的作用下保護胃壁，預防胃潰瘍和胃炎。

3. 減肥健美。山藥含有足夠的纖維，食用後會產生飽脹感，從而控制進食欲望，達到減肥的效果。

特別提示

1. 山藥有收斂作用，所以感冒患者、大便燥結者及腸胃積滯者忌用。

2. 山藥皮中所含的皂角素或黏液裡含的植物鹼，少數人接觸會引起過敏而發癢，處理時應避免直接接觸。

3. 新鮮山藥切開時會有黏液，極易滑刀傷手，可以先用清水加少許醋洗，這樣可減少黏液，也可以防止切好的山藥變色。

營養搭配

山藥 ＋ 鴨肉 ＝ 補陰養肺

鴨肉補陰，並可消熱止咳。山藥的補陰作用更強，與鴨肉伴食，可消除油膩，同時可以很好地補肺。

這樣吃更健康

1. 山藥不宜煎煮過久，烹調時也不宜加鹼，以免破壞山藥的營養成分，從而降低山藥的食療作用。

2. 把山藥切碎食用，更容易消化吸收其中的營養物質。

藥用祛病方

方 1 **牛奶山藥糊→慢性胃炎**

將 250 克山藥去皮，洗淨，切成丁狀，加水適量，用小火燉煮，至湯濃後再加牛奶，調入麵粉糊攪拌，煮沸即可，每日 1 次，最好空腹一次吃完。持續佐餐食用，可改善慢性胃炎引起的胃痛、食欲不振等症狀。

方 2 **山藥甘蔗羹→哮喘**

將 120 克鮮山藥去皮蒸熟，搗成泥狀，兌入 200 毫升甘蔗汁和勻加熱服用，每日早、晚各服 1 次，2 日服完。持續吃上幾天，能止咳平喘，治療哮喘。

方 3 **糖醋山藥塊→慢性腸炎**

將 500 克山藥洗淨，去皮，切成滾刀塊（一邊斜切成塊狀、一邊旋轉食材的切法）；炒鍋置火上，加植物油適量，燒至六成熱時，將山藥塊放入，炸至外皮呈黃色撈出，瀝油；炒鍋控淨油，加醋及糖水，燒開後再倒入山藥塊，使汁收濃，裹勻山藥塊即可。佐餐食用，隨量服食，可以緩解慢性腸炎引起的腹瀉、腹痛、脹氣等症狀。持續食用，有利於慢性腸炎的康復。

方 4 **山藥末→食欲不振**

取乾山藥適量，掰成兩半，其中一半炒熟，將生熟山藥共研細末，用米湯送服，每次服 6～10 克，每日 2 次。可增進食欲，消除食欲不振的困擾。

方 5 **山藥酒→頻尿**

先將 350 克山藥洗淨，去皮，切片，備用；再將黃酒 600 毫升倒入砂鍋中煮沸，放入山藥，煮沸後將餘酒慢慢地添入；山藥熟後取出，在酒汁中再加入蜂蜜，煮沸即可，每日 1 酒盅。可緩解頻尿症狀。

方 6 **冰糖山藥→遺精**

將 500 克山藥的皮削去並切成方塊，加進冰糖、清水，先用大火煮沸，再改小火煮爛（約 40 分鐘）即可食用，每日 1 次。長期佐餐食用，可治療遺精，改善遺精引起的頭暈乏力、精神不振、腰膝酸軟等症狀。

方 7 山藥粥→消化不良

適量山藥去皮，切成片，把山藥、白米洗淨，加水適量煮成粥，加入白糖少許。連用三天，能夠促進蛋白質和澱粉的分解，治療消化不良效果很好。

美食養生堂

山藥枸杞粥

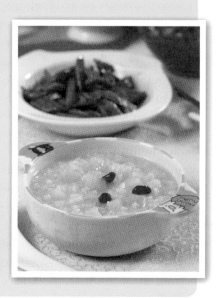

材料 山藥 100 克、糯米 50 克、枸杞少許。

調料 蔥花、鹽、雞精、蒜末、太白粉、植物油各適量。

做法
1. 糯米淘洗乾淨，用清水浸泡 4 小時以上，放入沸水鍋中大火煮沸，改小火熬煮。
2. 山藥去皮、切丁，待糯米成粥時放入鍋中，山藥熬煮軟爛後，再加入洗淨的枸杞子即可。

功效 消除疲勞，幫助恢復體力，並有降低血糖及膽固醇、抗腫瘤的功效，適合體虛、易疲勞的女性食用。

地瓜

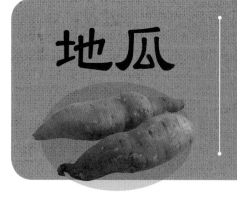

促進排便，防癌，減肥瘦身

性味歸經 | 性平，味甘，歸脾、腎經。

適宜人群 | ●孕婦　●男性　●少年兒童　●老年人
●便秘患者　●肥胖症患者　●糖尿病患者
●大腸癌患者　●心腦血管疾病患者

營養成分 | 澱粉、膳食纖維、β–胡蘿蔔素、維他命 B1、維他命 B2、葉酸以及鉀、硒等。

1. 通便排毒、防癌抗癌。地瓜富含 β- 胡蘿蔔素、葉酸和維他命 C，能降低患癌症的風險，有一定的抗癌作用。地瓜中高含量的膳食纖維有促進胃腸蠕動、預防便秘及結腸癌的作用。

2. 減肥瘦身。地瓜中的膳食纖維能阻止糖類轉化為脂肪，進而起到減肥瘦身的功效。

1. 地瓜與柿子同食會引起胃脹、腹痛、嘔吐，嚴重時可導致胃出血等，危及生命。

2. 帶有黑斑的爛地瓜和發芽的地瓜可使人中毒，不可食用。

營養搭配

地瓜 ＋ 鹹菜 ＝ 抑制 胃酸

地瓜的含糖量較高，吃多了可刺激胃酸大量分泌，使人感到「燒心」。搭配一點鹹菜，可以減少胃酸，消除和緩解腸胃的不適感。

這樣吃更健康

1. 地瓜一定要蒸熟煮透。否則既難以消化，吃後又會產生不適感。

2. 與烤地瓜相比，蒸地瓜是更健康的選擇，不僅能減少營養流失，還能減少因烤製而生成的有害物質。

藥用祛病方

方1

地瓜粥→便秘

將 250 克地瓜（以紅皮黃心者為好）洗淨，連皮切成小塊，加水與白米同煮成稀粥；待粥成時，加入白糖適量，再煮沸兩次即可，每日早晚各 1 次，溫熱食用。連食三天，即可明顯緩解便秘症狀，長期食用可治療便秘。

方2

地瓜泥→乳腺炎

取適量白瓤的地瓜洗淨，切碎後搗成泥狀，敷在乳腺炎處，敷至地瓜泥有一定熱度，再換敷一些地瓜泥。連續敷數天，對乳腺炎可起到治療作用。

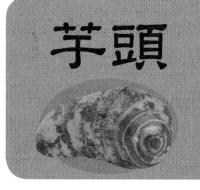

芋頭

增進食欲，提高身體免疫力

性味歸經 | 性平、有小毒，味甘辛，歸腸、胃經。

適宜人群 | ●女性　●男性　●少年兒童　●老年人
●脾胃虛弱者　●便秘患者　●肥胖者
●癌症患者　●肺結核患者

營養成分 | 蛋白質、澱粉、膳食纖維、胡蘿蔔素、維他命B群、維他命C、鈣、磷、鐵、鉀、鎂、氟等。

保健功效

1. 保護牙齒。芋頭中富含多種營養成分，所含的礦物質中，氟含量較高，具有清潔和保護牙齒、預防齲齒的作用。

2. 補中益氣。芋頭含有豐富的黏液皂素及多種微量元素，可幫助身體改善微量元素缺乏所導致的生理異常，同時能增進食欲，幫助消化，故中醫認為芋頭可補中益氣。

3. 解毒。芋頭含有一種黏液蛋白，被人體吸收後能提高身體抵抗力，故中醫認為芋頭能解毒，對人體的癰腫毒痛包括癌毒有抑制消解作用，可用來防治腫瘤及淋巴結核等病症。

特別提示

1. 芋頭不能生吃，一定要煮熟，否則其中的黏液會刺激咽喉。

2. 芋頭含有較多澱粉，一次不可食用過多，否則會引起腹脹。

營養搭配

芋頭 ＋ 鴨肉 ＝ 增強免疫力

秋天吃鴨肉滋陰潤燥，芋頭則補中益氣，增強人體免疫能力；芋頭為鹼性食物，鴨肉為酸性食物。二者搭配，不僅營養豐富，而且還能調整人體的酸鹼平衡。

這樣吃更健康

1. 烹煮芋頭時，在還沒有燒透前，切記不能調味，否則，不管先加鹽或加糖，都會使芋頭過早吸收調味料，而不易酥軟，甚至口感發硬。

2. 芋頭最好的烹飪方法是蒸煮，也可以煮粥，既能保存芋頭最大程度的營養價值，又易於消化吸收。油炸或烹炒的方法都會破壞芋頭的營養成分，降低其食療價值。

藥用祛病方

方1　芋頭糊→腰痛、跌打損傷

取一顆芋頭，洗淨、去皮，搗爛如泥，生薑搗爛絞汁，拌入芋頭中，再加適量麵粉，攪呈糊狀，根據患處大小攤於布上貼腰痛、跌打損傷患處（冬天則要加溫後貼），一日更換一次，敷至疼痛症狀減輕。

方2　芋頭汁→濕疹

將新鮮無病害的芋頭洗淨後，搗爛或絞爛後濾渣取汁，直接塗抹在濕疹患處，每日數次，持續到症狀消失。

方3　生芋頭片→雞眼

取適量芋頭去皮洗淨，切成片，先用熱水洗腳，擦乾，然後用芋頭片摩擦雞眼的患處，一日三次，每次擦十分鐘左右。一般擦 10 ～ 15 次即可治癒雞眼，尤其是症狀較輕的雞眼。

方4　紅糖芋頭末→慢性腎炎

將 100 克芋頭洗淨，切片，放在鍋內燒炭研末，最後與 25 克紅糖和勻，每日 3 次，每次服 30 克。對於調養和治療慢性腎炎有很好的效果。

方5　芋頭粉→乳房癰腫、乳腺炎

取適量芋頭，刮下外表厚厚一層，磨成泥，加入等量麵粉，拌成芋藥，抹在紗布上，敷在乳房癰腫的患處，1 天貼 3 次，每次不宜貼太久。持續外敷，即可消除乳房癰腫和乳腺炎。

方6　米酒生薑芋頭汁→關節痛

取鮮芋頭、生薑各適量，洗淨，去皮，搗爛，加米酒調勻，敷在關節處，外用紗布覆蓋，膠布固定，每日 2 次。長期外敷，可明顯緩解和消除關節疼痛。

方7　熟芋頭→小兒脾虛腹瀉

取芋頭 3 ～ 5 顆，洗淨後，放鍋內加水煮熟，剝皮後蘸白糖給小兒食用，每日 1 ～ 2 次。一般 2 ～ 3 天，腹瀉就能停止，大便即可成形。

輕鬆去除熟芋頭皮的方法！

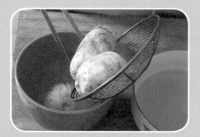

1 將熟芋頭過涼。

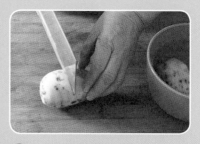

2 將熟芋頭切成兩半。

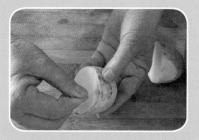

3 牙籤慢慢地順著芋頭皮與肉之間劃轉一圈。

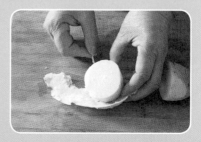

4 這樣就可以輕鬆地分離熟芋頭的皮和肉了！

白蘿蔔

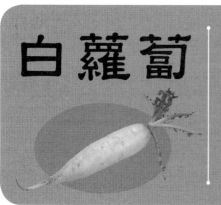

生吃能止咳化痰

性味歸經 | 性涼，味辛、甘，歸肺、脾經。

適宜人群 | ●女性 ●男性 ●急慢性氣管炎患者
●少年兒童 ●老年人 ●哮喘患者
●便秘患者 ●咽喉炎患者 ●食欲不振者
●肺結核患者

營養成分 | 膳食纖維、維他命B2、維他命C、鈣、鐵、磷、鎂等。

保健功效

1 健脾開胃。白蘿蔔含芥子油、澱粉酶和膳食纖維，具有促進消化、增強食欲、加快胃腸蠕動的作用。

2 防癌抗癌。白蘿蔔含有木質素，能提高巨噬細胞的活力，吞噬癌細胞。此外，白蘿蔔所含的多種酶，能分解致癌的亞硝酸胺，具有防癌作用。

③ 潤肺止咳、化痰。春天時暖時寒，特別容易嗓子乾、咳嗽，吃些白蘿蔔可以潤肺止咳，還有滋潤嗓子的作用。

特別提示　白蘿蔔為寒涼蔬菜，陰盛偏寒體質者、脾胃虛寒者不宜多食，胃及十二指腸潰瘍、慢性胃炎、先兆流產、子宮脫垂等患者忌食。

營養搭配

白蘿蔔 ＋ 豆腐 ＝ 營養更容易吸收

豆腐屬於植物蛋白質，脾胃弱的人多食會引起消化不良。蘿蔔尤其是白蘿蔔有很強的助消化能力，而且容易消化，若與豆腐同食，可幫助人體吸收豆腐的營養。

這樣吃更健康

① 白蘿蔔頂部 3 ～ 5 公分處維他命 C 含量最多，適宜切絲、切條，快速烹調。

② 服用人參、西洋參、地黃和首烏時不要同時吃白蘿蔔；但在服用人參、西洋參後出現腹脹時則可以吃白蘿蔔消除腹脹。

③ 白蘿蔔從中段到尾段，有較多的澱粉酶和芥子油一類的物質，有些辛辣味，削皮生吃，是糖尿病患者用來代替水果的上選。

藥用祛病方

方1　糖漬白蘿蔔→急慢性支氣管炎

將 250 克白蘿蔔洗淨，切片，放碗中，加白糖 2 ～ 3 匙，擱置一夜，即浸漬成蘿蔔糖水，頻頻飲服。能夠有效緩解急慢性支氣管炎引起的咳嗽、咽喉痛、聲音嘶啞等症狀，進而調養和治療急慢性支氣管炎。

方2　蘿蔔汁→食物中毒、煤氣中毒

取一根白蘿蔔洗淨，搗爛，用紗布取汁，每次飲用 60 毫升，每日 2 次。可快速排除體內毒素，抑制食物中毒與煤氣中毒對身體的傷害。

方3　蜜餞蘿蔔→反胃、嘔吐

取一根新鮮白蘿蔔洗淨，切成丁，放在沸水中煮沸後撈出濾乾水分，晾曬半日，再放鍋內加蜂蜜 150 毫升，用小火煮沸，調勻即可，飯後食用。能有效抑制胃酸，治療反胃、嘔吐等症。

方4 白蘿蔔水→腳出汗

取半根白蘿蔔洗淨，切片，放入鍋中，加適量水煎煮，然後用煎出的白蘿蔔水泡腳，每日 2 次。能治療腳出汗。

方5 醋漬蘿蔔片→流行性感冒

生白蘿蔔洗淨，切片，加適量米醋浸漬數小時，吃蘿蔔飲汁，當菜下飯，一日一劑。能夠消滅流行性感冒病毒，治療流行性感冒效果很好。

方6 糖醋蘿蔔絲→醉酒

取一根白蘿蔔洗淨，去皮，切絲，加少量鹽與適量的白糖和醋拌勻，醃漬 1～2 個小時後食用。能加速乙醛排泄，有很好的解毒醒酒作用。

方7 白蘿蔔末→牙痛

取適量白蘿蔔洗淨，切成末，放入疼痛的牙根和臉頰之間，連用幾天。能消除牙痛引起的腫痛症狀。

美食養生堂

羊肉蘿蔔湯

材料 羊肉 200 克、白蘿蔔 50 克。

調料 香菜、羊骨湯、料酒、胡椒粉、蔥段、薑片、鹽、味精、辣椒油各適量。

做法 1 將羊肉洗淨，切成小方塊，入沸水中略燙，撈出，用清水沖去血沫；白蘿蔔洗淨，切成滾刀塊，放入沸水中煮透撈出；香菜洗淨，切成末。

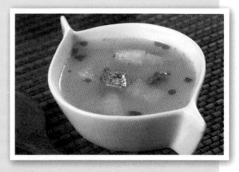

2 湯鍋中放入羊肉、羊骨湯、料酒、胡椒粉、蔥段、薑片，用大火煮沸，撇去湯麵浮沫，蓋上蓋，用小火燉 1 小時左右，然後加入鹽、味精、白蘿蔔燉 30 分鐘左右，至羊肉熟爛，撒上香菜末，淋上辣椒油攪勻即可。

功效 益氣補虛、溫中開胃，能夠改善腰膝酸軟、困倦乏力、脾胃虛寒等症狀。

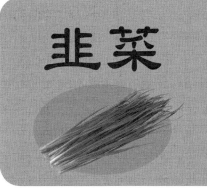

韭菜

補腎助陽的「起陽草」

性味歸經 | 性溫，味辛，歸肝、脾、腎、胃經。

適宜人群 | ● 女性　● 男性　● 少年兒童　● 老年人
● 便秘患者　● 高血壓患者　● 冠心病患者
● 陽痿患者　● 腸炎患者

營養成分 | 膳食纖維、胡蘿蔔素、維他命 B2、維他命 C、
葉酸、鉀、鎂等。

 保健功效

❶ 益肝健胃。韭菜含有揮發性精油及硫化物等特殊成分，散發出一種獨特的辛香氣味，有助於疏調肝氣，增進食欲，增強消化功能。

❷ 潤腸通便。韭菜含有大量維他命和粗纖維，能增進胃腸蠕動，治療便秘，預防腸癌。

❸ 補腎助陽。韭菜含有一定量的鋅元素，能溫補肝腎，傳統中醫學習慣於用韭菜來治療男性性功能低下症。

特別提示

❶ 消化不良或腸胃功能較弱的人，吃韭菜會燒心難受，不可多食。

❷ 韭菜宜現炒現切，不然切口處與空氣接觸後辛辣味會加重。

營養搭配

韭菜 ＋ 豬肉 ＝ 營養價值更高

將韭菜和豬肉搭配，不僅可以消除韭菜的特殊氣味，還能夠使韭菜中的胡蘿蔔素與動物蛋白協同吸收，提高了胡蘿蔔素的吸收率，更能促進營養吸收。

這樣吃更健康

❶ 韭菜不宜加熱過久，否則會破壞其清香味，使韭菜內豐富的維他命 B 群大量流失。

❷ 炒熟的韭菜最好一次吃完，因為韭菜含有大量的硝酸鹽，炒熟後存放時間過久，硝酸鹽會轉化成亞硝酸鹽，容易致癌。

藥用祛病方

方1 米酒韭菜飲→腰扭傷

取鮮韭菜 100 克洗淨，切成段，放入鍋內，加水適量，煎至韭菜熟爛，用 50 毫升米酒送服，吃菜喝湯，每日 2 次。可緩解腰扭傷後的疼痛。

方2 韭菜蒜泥→牛皮癬

取韭菜、生大蒜各 30 克洗淨，搗爛成泥狀，放火上烘熱後，用力擦牛皮癬的患處，一天一次。連續兩三天，即可緩解牛皮癬的症狀，輔助治療的效果明顯。

方3 韭菜汁→急性腸胃炎

取連根韭菜一把，洗淨放在石臼內搗爛，絞汁約 60 毫升，用溫開水沖服。能消除腸胃的炎症，緩解急性腸胃炎引起的腹痛、嘔吐症狀，有效抑制急性腸胃炎惡化。

方4 韭菜生薑牛奶羹→十二指腸潰瘍

取適量韭菜，洗淨切碎，生薑去皮，將碎韭菜和生薑一起放入榨汁機中榨汁，再將韭菜生薑汁放入鍋內，加適量牛奶，小火煮開，放涼至溫熱，飯後 1 小時食用，每日早晚各服 1 次。可促進十二指腸潰瘍面癒合。

方5 韭菜炒鮮蝦→陽痿、遺精

取韭菜 200 克擇洗乾淨，切成段；鮮蝦 100 克炒熟去殼，再將切好的韭菜同放鍋內炒熟，放入適量的料酒和食鹽調味食用，每日 1 次。持續食用，可治療陽痿、遺精。

方6 紅糖韭菜汁→經痛

取新鮮韭菜 250 ～ 500 克洗淨，切碎，放入榨汁機中榨汁；再取適量紅糖用開水沖開，將紅糖水和韭菜汁兌勻即可服用，早晚各 1 次。經期前持續服用，月經來時痛感就會明顯減輕，服用一段時間，經痛症狀即可消失。

方7 白糖韭菜汁→手足皸裂

將 250 克新鮮韭菜洗淨，切碎，放入石臼中搗爛成泥狀，用紗布取汁，每日飲用 1 次。連服數日，可加快裂口癒合，治療手足皸裂。

美食養生堂

韭菜炒豆芽菜

材料 豆芽菜 400 克、韭菜 100 克。

調料 鹽、蔥末、薑絲、植物油各適量。

做法

1 豆芽菜掐頭去尾，洗淨，瀝乾；韭菜洗淨，切段待用。

2 炒鍋置火上，倒油燒熱，用蔥末、薑絲熗鍋，爆香後倒入韭菜段、豆芽菜，調入鹽翻炒均勻即可。

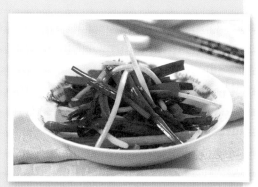

功效 這道菜富含膳食纖維，可防止攝入過多熱能，預防肥胖，還能預防便秘和消化道癌症。

苦瓜

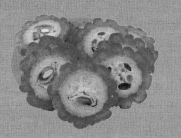

清熱解毒，適合上火體質者食用

性味歸經 | 性寒，味苦，歸心、肝經。

適宜人群 | ●女性 ●男性 ●少年兒童 ●糖尿病患者 ●老年人 ●高血脂症患者 ●痢疾患者 ●小便不利者 ●食慾不振者 ●癌症患者 ●發燒患者

營養成分 | 膳食纖維、胡蘿蔔素、維他命 B2、維他命 C、葉酸、鉀、鎂、鈣、磷、鐵等。

保健功效

1 清熱解毒。苦瓜所含的生物鹼類物質奎寧，能抑制過度興奮的體溫中樞，起到清熱解毒的功效。

2 防癌抗癌。苦瓜含有較多的脂蛋白，經常食用可以增強人體免疫功能，可促進人體免疫系統抵抗癌細胞。

3 降低血糖。苦瓜中的苦瓜皂苷被稱為「植物胰島素」，有明顯的降血糖作用，不僅可以減輕人體胰島的負擔，有利於胰島 β 細胞功能的恢復，還可延緩糖尿病繼發白內障的出現。

特別提示 苦瓜性寒，多食容易損傷脾胃，最好不要空腹食用，脾胃虛寒、慢性胃腸炎患者應少食或不食。

營養搭配 苦瓜 ＋ 豬肝 ＝ 營養互補、清熱解毒、明目

苦瓜和豬肝的營養成分不同，葷素搭配食用，營養可以互補，能夠為人體提供更豐富的營養成分，而且還有清熱解毒、明目的功效。

這樣吃更健康

苦瓜含有較多草酸，烹調前最好用沸水焯一下，避免草酸與食物中的鈣結合，影響人體對鈣質的吸收。

藥用祛病方

方1 苦瓜根湯→腹瀉

取 30 克鮮苦瓜根洗淨，用擦絲器擦成粗末，放入鍋內，加入適量清水，煎成濃湯，代茶飲用，一日內分 3～4 次飲完。一般 2～3 天，即可治癒腹瀉。

方2 涼拌苦瓜→口臭

取 1～2 根苦瓜洗淨，去瓤及籽，切成薄片，加適量鹽醃漬，放少許香油拌勻，做涼菜每日食用，可以逐漸消除口臭。

方3 苦瓜汁→痢疾

取 5～6 條小苦瓜洗淨，剖開，用勺子挖去中間的瓤和籽，放入石臼搗爛，用紗布擠汁，每日用適量白開水沖服 1 杯，飲至痢疾症狀緩解或痊癒。

方4 苦瓜片→痱子

取新鮮苦瓜洗淨，去瓤及籽，切成片，直接塗抹痱子患處，病情嚴重者，每 2 小時塗 1 次：病情較輕者，每日塗 3 次。持續數日，痱子可消。

方5 苦瓜飲→煩熱口渴

取新鮮苦瓜 250 克洗淨，剖開去瓤及籽，切碎，放鍋內，加適量水煎煮，取汁飲用，每日 2 次。可治療煩熱口渴。

方6 **白糖苦瓜汁→結膜炎**

取新鮮苦瓜 100 ～ 300 克洗淨，剖開去瓤及籽，放入鍋內，加適量清水煎煮，取汁，加適量白糖調味，吃苦瓜飲汁，每日 2 次。可消除炎症，治療結膜炎。

方7 **蒜泥拌苦瓜→疔瘡**

取 1 條新鮮苦瓜洗淨，除去瓜瓤和籽，切成細絲備用；鍋置火上，加入適量清水，大火燒沸，將苦瓜絲放沸水中稍微汆燙，撈出瀝乾水分，加適量蒜泥、醋、醬油拌勻食用。每日佐餐食用 1 次，即可消除疔瘡。

方8 **苦瓜茶→便秘**

取適量新鮮苦瓜洗淨，豎著剖成兩半，除去瓜瓤，保留瓜籽；然後將剖開的苦瓜切成薄片，放入無油的鍋內乾炒，除去水分，即製成苦瓜乾，放涼；取適量苦瓜乾用熱水浸泡 3 分鐘即可飲用，每日飲用 500 ～ 1,000 毫升。可加速排便，治療便秘。

美食養生堂

苦瓜炒蛋

材料 雞蛋 3 顆、苦瓜 200 克。

調料 植物油、香油、味精、鹽、胡椒粉各適量。

做法

① 苦瓜洗淨，去蒂除籽，切片，焯水，撈出瀝乾，放鹽醃漬，擠去水分。

② 雞蛋打入碗中，加鹽、味精、胡椒粉攪拌均勻。

③ 鍋內倒植物油燒至四成熱，倒入蛋液，翻炒至雞蛋呈塊狀，倒入苦瓜翻炒，淋上香油調味即可。

功效 清熱解毒、健胃，能輔助治療食欲不振、胃氣痛、眼痛、風熱感冒等病症。

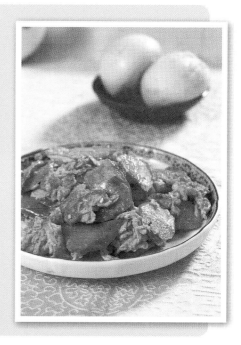

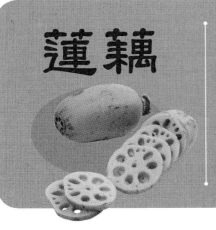

蓮藕

止血，增強食欲

性味歸經 | 性寒，味甘，歸心、脾、胃經。

適宜人群 | ◦女性 ◦男性 ◦缺鐵性貧血患者 ◦老年人 ◦少年兒童 ◦糖尿病患者 ◦肝病患者 ◦便秘患者 ◦血友病患者 ◦痔瘡患者 ◦肥胖者

營養成分 | 澱粉、植物蛋白質、膳食纖維、維他命 B2、維他命 C、維他命 K、鐵、鈣、磷等。

① 促進消化。 蓮藕中的鞣質有健脾止瀉的作用，能夠健脾開胃，幫助食欲不振者恢復健康。

② 調經止血。 蓮藕中含有豐富的單寧酸，具有收縮血管和止血的作用。婦女月經不調、經期提前而且量多者，常吃蓮藕可使月經逐漸恢復正常；口鼻容易出血的人，多吃蓮藕有收斂止血的功效。

③ 消脂減肥。 蓮藕中的黏液蛋白和膳食纖維能與人體內的膽酸鹽、食物中的膽固醇和三酸甘油酯結合，減少人體對脂類物質的吸收，進而起到減肥的作用。

消脂減肥。蓮藕中的黏液蛋白和膳食纖維能與人體內的膽酸鹽、食物中的膽固醇和三酸甘油酯結合，減少人體對脂類物質的吸收，進而起到減肥的作用。

蓮藕 ＋ 鱔魚 ＝ 維持人體酸鹼平衡，滋補身體

蓮藕和鱔魚的黏液都由黏液蛋白組成，兩者搭配食用，有明顯滋補身體的功效。而且藕含有大量食物纖維，屬鹼性食物，而鱔魚屬酸性食物，兩者合吃，有助於維持人體酸鹼平衡。

這樣吃更健康

① 烹調蓮藕時，應避免煮得過久，因為蓮藕中所含的黏質澱粉會糊化，而失去脆勁與豐富的維他命 C。

② 烹調蓮藕時，避免使用鐵鍋，因為蓮藕中的鞣質遇鐵會生成深色的鞣質鹽，變成暗藍色或暗綠色，影響菜色和營養素含量。

藥用祛病方

方1 蜂蜜藕汁→咳嗽

取生藕適量去皮，洗淨，放石臼內搗爛，用乾淨的紗布濾除渣滓，取汁，加蜂蜜適量，攪勻，分次服用，第二天咳嗽症狀可緩解，飲至痊癒即可。

方2 鮮藕汁→鼻出血、產後出血

取鮮藕 500 克洗淨，連皮用擦絲器擦碎，用紗布濾去渣滓，取汁飲用，每次飲用 1 ～ 2 湯匙。持續飲用，能有效治療產後出血。若在飲藕汁的同時每日將 3 ～ 4 滴藕汁分 2 ～ 3 次滴入鼻內，持續這樣滴和飲用，能夠收縮血管，治療鼻出血效果良好。

方3 生薑藕汁→感冒

取鮮藕（去節）500 克、生薑 50 克，刮皮洗淨切細，用潔淨紗布絞取液汁，一日內分數次飲用。連用幾天，能緩解感冒引起的咽喉腫痛等症狀，並治癒感冒。

方4 蓮藕粥→食欲不振

取 200 克鮮蓮藕洗淨，去皮，切成片；60 克白米淘洗乾淨，將蓮藕和白米同放砂鍋內，加適量清水，煮成稀粥，每日 2 次食用。能增進食欲，有效改善食欲不振。

方5 藕汁糖蜜膏→細菌性痢疾

取鮮藕 3,000 克洗淨，剁細（或擦絲），用紗布絞取藕汁，加紅糖 200 克，共煎熬，先用大火煮開後，繼續用小火加熱煎熬成膏，加蜂蜜 400 克煮沸後停火，待冷後，裝瓶。每次服用一湯匙，用開水沖服，每日三次。連服數日，可治細菌性痢疾。

方6 桃仁蓮藕湯→閉經

取新鮮蓮藕 250 克去皮，洗淨，切小塊，桃仁 10 克，放入鋁鍋或砂鍋內，加適量水共煮湯，煮熟後加少量食鹽調味食用，每日飲用 1 次。可促進排卵，使月經正常，治療閉經。

快速去除藕皮的方法 *！*

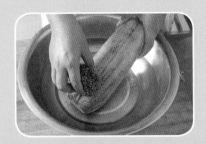

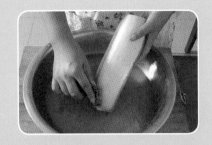

1 把藕放在水中，用不銹鋼鋼絲球擦蹭藕的外皮。

2 這樣去除藕皮又快又薄！

美食養生堂

醋溜藕片

材料 鮮藕 500 克。

調料 蔥花、薑末、醬油、花椒油、醋、鹽、太白粉、高湯、植物油各適量。

做法 **1** 藕去皮，洗淨，切片，略焯，待用。

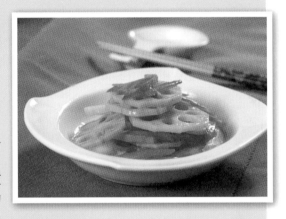

2 炒鍋置火上，倒油燒熱，放入蔥花、薑末煸香，烹醋略炒，加鹽、醋、醬油、高湯，放入藕片翻炒，最後用太白粉勾芡，淋上花椒油即可。

功效 養血補益、止瀉，輔助治療吐血、鼻出血、血尿、脾虛泄瀉等病症。

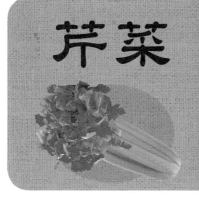

芹菜

控制血壓，預防便秘

性味歸經 | 性涼，味甘，歸肺、胃、肝經。

適宜人群 |
- 女性
- 男性
- 少年兒童
- 老年人
- 高血壓患者
- 動脈硬化患者
- 肝病患者
- 小便不利者
- 牛皮癬患者
- 糖尿病患者
- 缺鐵性貧血患者
- 便秘患者
- 神經衰弱者

營養成分 | 膳食纖維、鐵、鉀、胡蘿蔔素、維他命 C 及鈣。

保健功效

1. 平肝降壓。芹菜中含酸性的降壓成分，高血壓及其併發症患者食用較好；芹菜對於肝鬱不暢和肝陽上亢引起的不適症狀有良好的保健效果，適合肝病患者經常食用。

2. 防治便秘。芹菜富含大量的膳食纖維，能夠加快糞便在腸內的運轉時間，防治便秘。

特別提示

1. 服用抗生素安莫西林前的 2 小時內，不要吃芹菜，否則會降低藥效。

2. 計劃生育的男性要少吃芹菜，否則會抑制睪丸酮的生成，減少精子數量，從而有殺精作用。

營養搭配

芹菜 ＋ 花生 ＝ 適合心腦血管患者

芹菜具有清熱、降血壓的作用，花生具有止血、降血壓、降膽固醇等作用，特別適合高血壓、血脂異常、血管硬化等疾病患者搭配食用。

這樣吃更健康

1. 芹菜葉中所含的胡蘿蔔素和維他命 C 比莖多，吃時不要把能吃的嫩葉扔掉。

2. 芹菜宜整棵焯水後再切，這樣能減少營養素的損失。

藥用祛病方

方 1

芹菜汁→高血壓

取除去根葉的新鮮芹菜 250 克洗淨，切碎，壓成汁，一天分兩次飲用。持續飲用，不僅可以收到良好的降壓效果，由高血壓引起的頭痛眩暈、精神興奮等症狀也可以解除。

方 2 酸棗芹菜根湯→失眠

取韭菜根 90 克洗淨，和 10 克酸棗仁一起放入鍋內，加入適量清水，煎煮至韭菜根熟爛，吃酸棗和芹菜根，飲湯，每日一劑，臨睡前服用，15 天為一個療程。症狀較輕者一般一個療程即可治癒失眠，病情較重者須持續服用至痊癒。

紅蘿蔔

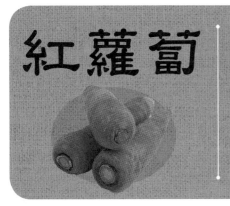

為視網膜提供營養，保護視力

性味歸經 | 性平，味甘，歸肺、脾經。

適宜人群 | 女性　　男性　　少年兒童　　老年人
夜盲症患者　　乾眼症患者　　冠心病患者
高血壓患者　　營養不良者　　食欲不振者
皮膚粗糙者　　糖尿病患者

營養成分 | 胡蘿蔔素、維他命 B2 及鉀、鈣、磷、鐵等。

保健功效

① 補肝明目。紅蘿蔔含有大量胡蘿蔔素，進入身體後，在肝臟及小腸黏膜內經過酶的作用，其中 50% 變成維他命 A，有補肝明目的作用，可治療夜盲症。

② 降糖降脂。紅蘿蔔含有降糖物質，是糖尿病病人的良好食品，其所含的槲皮素、山奈酚等成分能增加冠狀動脈血流量，降低血脂，促進腎上腺素合成，還有降壓、強心作用，是高血壓、冠心病患者的食療佳品。

特別提示

① 飲酒時不宜吃紅蘿蔔，因為胡蘿蔔素與酒精一同進入人體後，就會在肝臟中產生毒素，損害肝細胞。

② 紅蘿蔔和白蘿蔔不能同吃，因為白蘿蔔的維他命 C 含量極高，而紅蘿蔔中含有的維他命 C 分解酶會使白蘿蔔中的維他命 C 喪失殆盡。

營養搭配

紅蘿蔔 ＋ 羊肉 ＝ 去膻提鮮，促進營養吸收

紅蘿蔔能除羊肉的膻味，胡蘿蔔素則溶解在羊肉的油脂中，在小腸中轉化為維他命 A 而被吸收，兩者搭配，不僅營養全面，還能使味道更鮮美。

這樣吃更健康

烹調紅蘿蔔時，不要加醋，因為醋經加熱後，醋酸會大大破壞胡蘿蔔素。

藥用祛病方

方 1 　紅蘿蔔煮雞蛋→夜盲症

將 100 克紅蘿蔔洗淨，切片後放入鍋中加清水煮沸，把兩顆雞蛋煮熟去殼放入，食用時調味，飲湯吃蛋，每日 1 劑，7 天為一療程。一般 1～2 個療程，夜盲症引起的眼角膜乾燥等症狀就會消失。持續服用，可以治癒夜盲症。

方 2 　紅蘿蔔飲→白喉

取適量紅蘿蔔洗淨，放入鍋內，加適量清水，煎煮至熟，代茶頻頻飲用。可緩解白喉引起的咽喉充血、腫脹等症狀，輔助治療白喉效果良好。

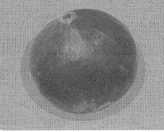

南瓜

消除體內毒素，保護胃黏膜

性味歸經 | 性溫，味甘，歸脾、胃經。

適宜人群 | ●女性　●男性　●少年兒童　●老年人　●肥胖者　●蛔蟲病患者　●便溏者　●痔瘡患者　●脾胃虛弱者　●糖尿病患者

營養成分 | 胡蘿蔔素、葉酸和膳食纖維、維他命 C、鐵、磷等。

保健功效

① 解毒、保護胃黏膜。南瓜含有豐富的果膠，能粘結、消除體內細菌毒素和其他有害物質，起到解毒作用，還可以保護胃腸道黏膜，免受粗糙食品刺激，促進潰瘍癒合。

② 降低血糖。南瓜含有豐富的鈷，鈷是人體胰島細胞所必需的微量元素，對降低血糖、防治糖尿病有特殊的療效。

特別提示

① 南瓜和羊肉不能同吃。南瓜補中益氣，羊肉大熱補虛，兩者同食，會導致胸悶腹脹等症狀。

② 南瓜不能吃太多，以每次 200 克為宜，否則不僅會燒心難受，而且會影響臉色，引起胡蘿蔔素黃皮症。

營養搭配 南瓜 ＋ 牛肉 ＝ 增強人體抵抗力

含豐富胡蘿蔔素的南瓜和富含蛋白質的牛肉搭配，不僅營養豐富，而且可提高身體的抗病能力，有預防感冒、潤肺益氣等功效。

這樣吃更健康

① 南瓜皮含有豐富的胡蘿蔔素和維他命，所以烹調時最好保留皮，如果皮較硬，就連刀將硬的部分削去再食用。

② 南瓜心含有相當於果肉 5 倍的胡蘿蔔素，所以在烹調的時候要儘量加以利用。

藥用祛病方

方1 薑汁燉蜜南瓜→哮喘

取 1 個 500 克左右的南瓜，切開頂蓋，挖去瓜瓤，洗淨，加入少許薑汁和適量冰糖、蜂蜜，蓋好頂蓋，放在蒸籠中蒸 2 小時即可。每日早晚各吃 1 次，每次半小碗。連服 5 ～ 7 個月，哮喘病情可以得到控制，並最終治癒。

方2 焯南瓜片→乳腺炎

取適量南瓜，切 3 ～ 4 片，長 2 ～ 3 公分，寬 1 ～ 2 公分，厚 0.7 公分，在沸水中焯燙後快速撈起，瀝水，用 1 片南瓜片敷在乳腺炎的患處，待瓜片變溫後，更換另 1 片，共敷 5 ～ 10 分鐘，每日 2 次。病情較輕者一般 1 ～ 2 天即可治癒。

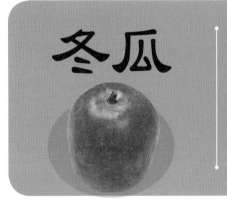

冬瓜

消腫利尿，減肥

性味歸經 | 性涼，味甘、淡，歸肺、大腸、小腸、膀胱經。

適宜人群 | ● 女性 ● 男性 ● 少年兒童 ● 老年人 ● 腎病患者 ● 癌症患者 ● 高血壓患者 ● 糖尿病患者 ● 冠心病患者 ● 肥胖者

營養成分 | 膳食纖維、胡蘿蔔素、維他命 B2、維他命 C、煙酸、鉀、鈣、磷、鐵等。

保健功效

1. 利尿消腫。冬瓜的鉀鹽含量高，鈉鹽含量較低，特別適合高血壓、腎臟病、浮腫病等患者食用，可達到消腫而不傷正氣的作用。

2. 減肥。冬瓜中所含的丙醇二酸，能有效抑制糖類轉化為脂肪，加之冬瓜本身不含脂肪，熱量不高，對於防止人體發胖具有重要意義，有助於體形健美。

特別提示

1. 冬瓜性寒，脾胃氣虛、腹瀉便溏、胃寒疼痛者忌食生冷冬瓜；女子月經來潮期間和寒性經痛者忌食生冬瓜。

2. 冬瓜不宜和豬肝同吃，因為豬肝中的微量元素銅會使冬瓜中的維他命 C 氧化，從而降低豬肝和冬瓜的食用和食療價值。

3. 冬瓜不宜和紅蘿蔔同吃，因為紅蘿蔔中含有一種維他命 C 分解酶，與冬瓜會破壞冬瓜中的維他命 C，降低冬瓜和紅蘿蔔的營養價值。

營養搭配

羊肉性溫熱，常吃容易上火。吃羊肉時，可以搭配像冬瓜這樣的涼性蔬菜，能發揮清涼、去火的功效，既能增強羊肉的補益功效，又能消除羊肉的燥熱之性。

這樣吃更健康

1. 用冬瓜與肉同煮湯時，冬瓜必須後放，用小火慢燉，以免冬瓜過熟過爛。

2. 若想烹製冬瓜湯以達利尿目的，一定不能把皮去掉，因為冬瓜皮的解熱利尿效果比冬瓜肉的效果還要好。

藥用祛病方

方1　**清煮冬瓜湯→濕疹**

取 250 ～ 500 克帶皮冬瓜洗淨，放入鍋內，加適量清水，煎湯。吃瓜喝湯，每日 1 ～ 2 次，持續至濕疹症狀減輕或痊癒。

方2　**冬瓜皮飲→蕁麻疹**

取 100 ～ 150 克新鮮冬瓜皮洗淨，放入鍋內，加適量清水煎煮，取汁，代茶頻頻飲用。可有效緩解蕁麻疹引起的劇癢，並輔助治癒蕁麻疹。

方3　**冬瓜瓤汁→痤瘡**

將冬瓜切開，取冬瓜瓤適量，搗爛取汁，塗擦痤瘡患處，當皮膚有灼熱感時，用清水洗淨，1 日數次。連續使用，可治癒痤瘡。

方4 醋調冬瓜汁→黃褐斑、蝴蝶斑

取適量帶皮新鮮冬瓜洗淨，搗爛，加等量白醋調勻，塗於面部黃褐斑、蝴蝶斑患處，10 分鐘後用清水洗淨，每日 2 ～ 3 次。一般連用半個月，就能看到黃褐斑、蝴蝶斑明顯減淡。

方5 冬瓜汁→肝硬化腹水

取帶皮冬瓜 1,000 克洗淨，搗碎，放入鍋內，加水適量，煮爛，用紗布過濾去渣取汁，每次 60 毫升，每日 3 次飲服。可促進小便排出，消除下肢浮腫，治療肝硬化腹水效果明顯，尤其是早期肝硬化腹水，並遏制病情惡化。

方6 冬瓜粥→肥胖

取適量新鮮連皮冬瓜洗淨，切成小塊，白米淘洗乾淨，將白米、冬瓜塊一起放入鍋內，加適量清水，小火煮成稀粥即可。堅持食用，可去除體內多餘脂肪，達到減肥的功效。

方7 紅豆冬瓜湯→妊娠性水腫

取 300 克帶皮冬瓜和 30 克紅豆洗淨，一起放入鍋內，加適量清水，紅豆和冬瓜煮至爛熟，不加或加少許鹽，喝湯吃冬瓜、紅豆，每日 2 次。連用幾天，可消除妊娠性水腫。

美食養生堂

冬瓜海帶湯

材料 冬瓜 150 克、海帶 50 克。

調料 鹽、蔥段各適量。

做法
1. 將冬瓜洗淨，去皮去瓤，切塊；海帶泡軟洗淨，切絲，待用。

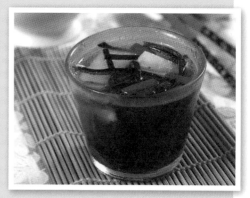

2. 鍋置火上，倒適量清水，放入冬瓜、海帶煮沸，出鍋前撒上蔥段，放少許鹽調味即可。

功效 冬瓜可潤澤皮膚，抑制糖類轉化為脂肪；海帶能消除體內脂肪。這道湯有美白防斑、減肥瘦身的雙重功效。

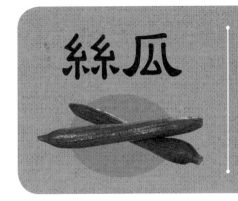

絲瓜

去皺美白，保持皮膚彈性

性味歸經 | 性平，味甘，歸肝、胃經。

適宜人群 | 女性　男性　少年兒童　老年人
月經不調者　咳嗽患者　身體疲乏者
壞血病患者　皮膚粗糙者

營養成分 | 膳食纖維、胡蘿蔔素、維他命 B2、維他命 C、鉀等。

保健功效

① 潤膚、去皺、美白。絲瓜中含防止皮膚老化的維他命 B1 與美白皮膚的維他命 C 等成分，能保護皮膚、消除斑塊，使皮膚潔白、細嫩，是不可多得的美容佳品。

② 調經活血。月經經期及週期不規律、經量異常、生理期間身體不適時注意適當多吃絲瓜，對調理月經不順有幫助。

③ 抗病毒、抗過敏。絲瓜提取物對日本腦炎病毒有明顯預防作用，其中還有一種名為「瀉根醇酸」的物質，有很強的抗過敏作用。

特別提示

① 絲瓜性寒滑，不可多吃，以每餐 60 ～ 150 克為宜，否則會引起腹瀉。

② 絲瓜不宜和泥鰍一起食用，因為泥鰍中含維他命 B1 分解酶，和絲瓜搭配食用，會破壞絲瓜中的維他命 B1，不利於營養吸收。

營養搭配

絲瓜 ＋ 雞蛋 ＝ 清熱潤燥、補血

絲瓜清涼爽口，可清暑涼血、解熱毒，雞蛋能補充氣血，兩者搭配能消除體內燥熱，還有補血的功效。

這樣吃更健康

絲瓜汁水豐富，宜現切現做，以免營養成分隨汁水流失。

藥用祛病方

方1

絲瓜皮水→四肢浮腫

取適量鮮絲瓜皮洗淨，放入鍋中，加適量清水水煎後飲用。能消水腫，尤其對消除四肢浮腫的效果較好。

方 **絲瓜汁→皮膚搔癢**
2 取 4～5 條鮮絲瓜洗淨，搗爛，用紗布濾去渣滓，取汁，用消毒棉球蘸汁擦皮膚搔癢處，可有效止癢。

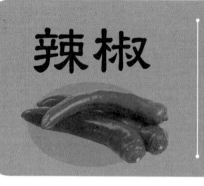

辣椒

通鼻塞，減肥

性味歸經｜性熱，味辛，歸心、脾經。

適宜人群｜●女性　●男性　●老年人　●感冒患者
　　　　　　●心臟病患者　●肥胖者

營養成分｜胡蘿蔔素、維他命 C、辣椒素、鈣、鎂、鐵、硒等。

保健功效

① 清除鼻塞。紅辣椒中有種名為「辣椒素」的植物性化學物質，能清除鼻塞，使呼吸道保持通暢。

② 降脂減肥。辣椒所含的辣椒素，可以促進荷爾蒙分泌，從而加速新陳代謝，防止體內脂肪積存，起到減肥作用。

③ 增進食欲、幫助消化。辣椒的強烈香辣味能刺激唾液和胃液的分泌，增加食欲，促進腸道蠕動，幫助消化。

特別提示

① 經常吸煙、喝酒的人，由於體內有濕熱停留，不適合常食用辣椒。兒童肝火易盛，也不適合常吃辣椒。辣椒散氣動血，因此孕婦也不宜常吃。

② 辣椒不可多食，鮮辣椒以每餐 50～100 克，乾辣椒每餐 10 克為宜，否則會劇烈刺激胃腸黏膜，引起胃痛、腹瀉並使肛門燒灼刺疼，誘發胃腸疾病，促使痔瘡出血。

營養搭配

辣椒 ＋ 鱔魚 ＝ 降低血糖

鱔魚中的「鱔魚素」能調節血糖，辣椒中的「辣椒素」能輔助降血糖，二者搭配食用，可明顯降低血糖，保護血管，預防糖尿病併發症。

這樣吃更健康

1 辣椒中含有大量維他命C，經加熱後易被破壞，在銅器中更是如此，所以烹調辣椒時應避免使用銅質餐具。

2 辣椒應先洗再切，不要在水裡久泡，也不宜加熱過久，這樣能最大限度地保存辣椒中的營養成分。

藥用祛病方

方1　白酒｜醋調辣椒水→關節冷痛

取適量乾辣椒粉，冬天以 50 度以上的白酒，夏天以醋調和均勻，敷在冷痛的關節處。每日堅持外敷，可驅除寒冷，止疼痛。

方2　辣椒生薑紅糖水→胃脘冷痛

取兩個鮮小紅辣椒洗淨，放入鍋中，再加 5 片生薑，淋入適量清水大火燒開，轉小火煮 20 ～ 30 分鐘，加紅糖煮至融化，去渣取汁，趁熱飲用。能去除胃脘冷痛感。

方3　生薑辣椒糯米粉→三叉神經痛

取 5 個辣椒洗淨，放鍋內煎煮，研磨 2 ～ 3 塊生薑，將辣椒水和生薑汁中加入糯米粉或麵粉充分攪勻，攤放布上，貼在面部痛處，保留 4 小時後取下。能夠快速緩解三叉神經疼痛。

方4　辣椒水→凍瘡

取 30 克乾辣椒粉，加 250 毫升水，放鍋內煮沸，取汁擦凍瘡患處。對於凍瘡初發時的紅腫發癢症狀有很好的療效。

方5　辣椒膏→腮腺炎

取乾紅辣椒（或辣椒粉）20 克、凡士林 100 克，把紅辣椒研為粉末，加入溶化的凡士林裡拌勻，冷卻後即成辣椒膏，敷在腮腺炎患處，每日 1 ～ 2 次。對初期腮腺炎的消炎止痛效果明顯。

方6　涼拌辣椒→肥胖

取鮮紅辣椒、嫩筍葉各 200 克，把嫩筍葉洗乾淨，切成段放碗裡加鹽醃至出水，鮮紅辣椒去籽，洗淨，切粗絲，加鹽醃 20 分鐘左右，把醃筍葉與鮮椒絲裡的水分擠乾，放碗裡加適量的調味料拌勻，每日佐餐食用。可燃燒體內脂肪，改變肥胖身型。

醫食 中醫師的健康廚房

方7 辣椒酒→圓形禿

取一個乾淨的空玻璃瓶，倒入 250 毫升的 60 度白酒；取 3 個鮮辣椒（以小尖者為佳）洗淨，切碎，放入酒中，蓋緊瓶蓋，浸泡 15 天，濾渣取汁，取汁塗擦患處，每日數次。

美食養生堂

尖椒豆腐皮

材料 豆腐皮 400 克、青尖椒 150 克。

調料 蔥末、鹽、味精、蠔油、醬油、花椒油、植物油各適量。

做法
1. 蔥末、鹽、味精、蠔油、醬油、花椒油、植物油各適量。
2. 炒鍋置火上，倒油燒熱，下入蔥末煸香，然後放入青尖椒、豆腐皮、蠔油、醬油、味精、鹽炒勻，淋入花椒油即可。

功效 健脾開胃，促進食欲，還能幫助消化，可改善厭食、消化不良等症。

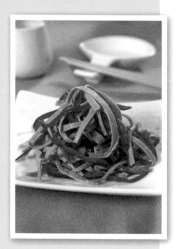

馬鈴薯

增強脾胃消化功能，降脂減肥

性味歸經 | 性平、微涼，味甘，歸脾、胃、大腸經。

適宜人群 | 女性　男性　少年兒童　老年人
胃潰瘍患者　十二指腸潰瘍患者
慢性膽囊炎患者　高血壓患者
支氣管炎患者　痔瘡患者　便秘患者

營養成分 | 蛋白質、澱粉、膳食纖維、維他命 B1、維他命 B2、維他命 C、鉀等。

保健功效

1. 和中養胃、健脾利濕。馬鈴薯含有澱粉以及蛋白質、維他命 B 群、維他命 C 等，能增強脾胃的消化功能；品質好的馬鈴薯含少量龍葵素，能減少胃液分泌，緩解痙攣，對胃痛有一定的治療作用。

2. 寬腸通便、減肥瘦身。馬鈴薯含有大量膳食纖維，能寬腸通便，防止便秘，預防腸道疾病的發生，同時還可以減少脂肪攝入，代謝多餘脂肪，減肥瘦身。

3. 降糖降脂。馬鈴薯能減少心血管系統的脂肪沉積，保持血管彈性，有利於預防動脈粥樣硬化的發生。

特別提示

皮色發青、未成熟或發芽的馬鈴薯含有較多龍葵素，不能吃，以防龍葵素中毒。

營養搭配

馬鈴薯 ＋ 牛肉 ＝ 酸鹼平衡

馬鈴薯搭配牛肉食用，可促進食欲，而且牛肉屬於酸性食物，馬鈴薯屬於鹼性食物，酸鹼食物搭配，可使人體保持酸鹼平衡，有益身體健康。

這樣吃更健康

1. 切好的馬鈴薯不要泡得太久，否則會使其含有的鉀等營養素流失。

2. 吃馬鈴薯一定要去皮，馬鈴薯含有的生物鹼是有毒物質，多集中在皮裡，人體攝入大量生物鹼，會引起中毒、噁心、腹瀉等反應。

藥用祛病方

鮮馬鈴薯片→濕疹

鮮馬鈴薯 1 個，洗淨削皮，盡可能切成寬而薄的片狀，然後平敷於患處，皮膚吸乾後更換新的生馬鈴薯片，反復數次。可治療手腳略見斑疹，且搔癢程度較弱的濕疹。

牛奶馬鈴薯泥→皺紋

鮮馬鈴薯 1 個，洗淨削皮，加入少量牛奶煮熟，再碎成泥，待冷卻之後塗敷在臉上 20 ～ 25 分鐘。能消除皮膚的疲憊感，還能舒展皺紋。

方 3 馬鈴薯泥→皮膚潰瘍

將馬鈴薯去皮，洗淨，切成小塊，搗成泥狀，裝入小瓶存放冰箱備用，將馬鈴薯泥敷在皮膚潰瘍處，厚約 0.5 公分，然後用紗布繃帶包緊，每日更換 2 ～ 4 次，15 天左右傷口便可癒合，對皮膚破潰 6 天即可收效。

方 4　馬鈴薯膏→腳裂

將 1 個熟馬鈴薯剝皮搗爛，加少許凡士林調勻，放入乾淨瓶內，取少量塗於腳裂處，每日 1 ～ 3 次。連用數日，可以治癒腳裂。

方 5　冰馬鈴薯皮→燒傷

將馬鈴薯洗淨之後，加水煮 20 分鐘，再在無菌條件下剝下馬鈴薯皮，放入消毒容器內，保存在 4℃的環境中（冰箱最佳），用時將馬鈴薯皮外敷，大小以蓋住傷口為宜，再加消毒紗布及繃帶固定即可。可以快速撫平燒傷的灼痛感受，並抑制燒傷皮膚惡化。

方 6　馬鈴薯蜜膏→胃及十二指腸潰瘍

取鮮馬鈴薯 1,000 克洗淨，切細，加水搗爛，用潔淨紗布絞取汁液，再放鍋中小火煎熬，濃縮至稠黏時，加入一倍量的蜂蜜，再煎至稠黏濃如蜜時，停火冷卻後裝瓶。每次服用一湯匙，每日兩次，空腹服下，服藥期間忌用刺激性食物。連續 15 ～ 20 天，可止胃及十二指腸潰瘍疼痛，疼痛治癒後還須繼續服用一個月，可治癒胃及十二指腸潰瘍。

美食養生堂

牛肉馬鈴薯湯

材料　牛肉 800 克、馬鈴薯 300 克。

調料　味精、胡椒粉、蒜末、桂皮、料酒、小蔥、鹽、薑各適量。

做法

1. 牛肉洗淨，切成 4 公分長、3 公分寬、0.5 公分薄片，用冷水泡約 2 小時後，連水倒入煲內煮沸，撇去浮沫，放入拍破的小蔥、薑、桂皮、料酒、鹽煮沸，轉用小火燉爛，然後去掉蔥、薑、桂皮。

2. 馬鈴薯削去皮，切成塊，用碗裝上，倒入煮好的牛肉湯，上籠蒸爛取出。

3. 將馬鈴薯倒入牛肉煲內，煮沸後加味精、蒜末調味，然後裝入湯碗內，撒上胡椒粉即可。

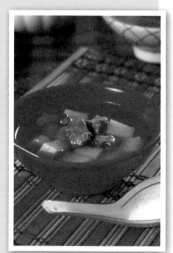

功效　補充失血、修復組織、改善疲倦、注意力不集中、眼睛容易充血紅腫、噁心、頭暈、脫髮和貧血等症狀。

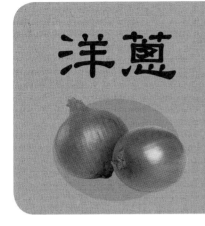

洋蔥

降低血壓、血脂和血糖

性味歸經 | 性溫，味辛，歸肝、肺經。

適宜人群 | ●女性　●男性　●少年兒童　●高血壓患者
●老年人　●高血脂患者　●動脈硬化患者
●糖尿病患者　●癌症患者　●急慢性腸炎患者
●痢疾患者　●消化不良者

營養成分 | 膳食纖維、胡蘿蔔素、維他命 B2、維他命 C、
維他命 P 及鈣、磷、鐵。

保健功效

1. 降低血壓和血脂。洋蔥可以對抗體內兒茶酚胺等升壓物質，促進鈉鹽等引起血壓升高的物質排泄，從而具有降低血壓和預防血栓形成的作用，還有預防血管硬化及降低血脂的功能。

2. 降低血糖。洋蔥含有類黃酮，能在體內生成槲皮素，有較強的利尿作用，可防治糖尿病及腎性水腫。糖尿病患者每日食用 25 ～ 30 克洋蔥，能發揮較好的降血糖、利尿作用。

3. 增進食欲、幫助消化。洋蔥能刺激胃、腸及消化腺分泌，增進食欲，促進消化，可用於治療消化不良、食欲不振、食積內停等症。

特別提示

1. 不可過量食用洋蔥，以每餐 50 克為宜，因為洋蔥易產生揮發性氣體，過量食用會產生脹氣或排氣過多。

2. 洋蔥有刺激性，凡有皮膚搔癢性疾病和患有眼疾、眼部充血者應慎食。

營養搭配

洋蔥 ＋ **洋蔥** ＝ **營養豐富、滋陰潤燥**

洋蔥含有的活性成分能和豬肉中的蛋白質相結合，產生令人愉悅的氣味。洋蔥和豬肉配食，是理想的酸鹼食物搭配，可為人體提供豐富的營養成分，具有滋陰潤燥的功效。

這樣吃更健康

1. 把洋蔥與菜刀一起放入冰箱冷藏，之後取出快切，其刺激成分便不易揮發，可避免刺激眼睛。

2. 洋蔥宜烹炒至嫩脆且有一些微辣為佳，不宜加熱過久。

藥用祛病方

方1　洋蔥汁→頭皮屑

將一個新鮮的洋蔥洗淨，搗爛，取汁，用乾淨的紗布或者棉球輕輕塗擦頭皮，使洋蔥汁深入頭皮，一天後用溫水洗淨。可止頭癢和除盡頭皮屑。

方2　醋拌洋蔥→眼袋

取鮮洋蔥 1～2 個，剝去粗皮後洗淨切成薄片，用少許白醋拌勻即成。佐餐食用，每日午、晚餐各吃 1 份。持續食用，可改善眼周皮膚鬆弛、老化現象，去除眼袋。

方3　紅糖洋蔥泥→胃寒疼痛、胃酸過多

取適量洋蔥洗淨，搗爛如泥，加適量紅糖拌勻，蒸熟，每日服食 3 次，3 日為 1 療程。一般 1～2 個療程，即可完全消除胃寒疼痛、胃酸過多的不適症狀。

方4　蜂蜜洋蔥汁→腦血管硬化引起的頭痛

將洋蔥洗淨，搗爛，以紗布濾汁，與蜂蜜 1：1 混合，每日 3 次，每次飯後服 1 小杯，一個月為一療程。一般一個療程後，由腦血管硬化引起的頭痛症狀即可明顯減輕，甚至消失。

方5　洋蔥牛奶羹→咽喉炎

將 6～8 顆洋蔥搗碎，用 500 毫升牛奶煮熟，加入一杯蜂蜜，每日三餐前服用 1 次，每次 40～50 毫升，食用時最好在口中多停留一會兒，然後徐徐嚥下。長期持續食用，可治癒咽喉炎並防止復發。

方6　洋蔥漿→腹瀉

取 100 克洋蔥洗淨，搗爛，在溫水中浸泡 2 小時，取汁加 10 克白糖製成洋蔥漿，每日服 3～4 次，每次 10～15 毫升。有殺菌止痢的功效，適用於腸炎、腹瀉、菌痢等病症。

方7　洋蔥糖漿→咳嗽

取洋蔥 50 克去皮，洗淨，蜂蜜 50 克，砂糖 400 克，加入 500 毫升水，用小火煮 3 小時，倒入瓶中封口冷卻。每日服 4～5 次，每次服用 1 湯匙，咳嗽嚴重者，每隔 1 小時服用 1 湯匙，止咳效果顯著。

方 8 洋蔥泥→失眠

取兩個大洋蔥洗淨，切碎，搗爛成泥狀，塞在一個廣口瓶內，蓋好，放於枕旁，睡前稍開其蓋，聞其氣味。可抑制大腦皮層活動，10 分鐘後即可入睡。

美 食 養 生 堂

豬肝炒洋蔥

材料 洋蔥 100 克，豬肝 50 克。

調料 蔥花、鹽、雞精、料酒、太白粉、植物油各適量。

做法
1. 豬肝去淨筋膜，洗淨，切片，用料酒和太白粉醃漬 15 分鐘；洋蔥去老膜，去蒂，洗淨，切絲。
2. 炒鍋置火上，倒入適量植物油，待油溫燒至七成熱，放蔥花炒香，放入豬肝片滑熟。
3. 放入切好的洋蔥絲炒熟，用鹽和雞精調味即可。

功效 補肝明目、補益血氣，可輔助治療貧血、體虛乏力、營養不良及肝血不足引起的夜盲、眼花、視力減退等病症。

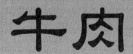

牛肉

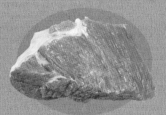

強筋健骨，促進傷口癒合

性味歸經 | 性平，味甘，歸脾、胃經。

適宜人群 | ●女性 ●男性 ●青少年 ●貧血患者
●骨質疏鬆症患者 ●營養不良者
●術後、病後體虛者

營養成分 | 多種人體必需的胺基酸及維他命 A、維他命 B6、維他命 B12、鐵、鋅、磷等。

保健功效

1. 強健筋骨。黃牛肉補氣血、強筋骨的作用很強，非常適合有骨質疏鬆症的中老年人。平時有體虛乏力等氣虛症狀的人，也可以多吃黃牛肉。

2. 補血。牛肉中豐富的優質蛋白，可以有效改善血虛症狀，食用牛肉有利於手術後、病後調養的人補充失血、修復組織。

③ 促進傷口癒合。牛肉含有鋅元素，可協助人體吸收利用糖類和蛋白質，並且可以加速傷口癒合。

① 牛肉不宜多吃，最好一週一次，每次 80 克左右。

② 牛肉的肌肉纖維較粗糙不易消化，還有很高的膽固醇和脂肪，老人、幼兒及消化力弱的人不宜多吃。

牛肉 ＋ 芹菜 ＝ 補鐵、補血

牛肉富含鐵，芹菜同樣富含鐵，二者搭配食用，是缺鐵性貧血患者的理想食物。

這樣吃更健康

牛肉不易消化吸收，消化功能不好的人，宜將其切得細碎一些，比如剁成肉餡做餛飩，或用肉餡做成肉丸食用，才能較好地吸收牛肉中的營養。

藥用祛病方

方1 蠶豆煮牛肉→營養性水腫

取牛肉 150 克洗淨，切片，蠶豆 150 克，加水同煮至牛肉和蠶豆爛熟，加少量鹽調味，每日佐膳食用。堅持食用，可消除營養性水腫。

方2 南瓜燉牛肉→肺癰

牛肉 250 克洗淨，切塊，生薑 25 克，同放鍋內用小火煮至八成熟，加入去皮切塊的南瓜 500 克，同煮至熟爛，熟後加食鹽、味精調味食用，每日 1 次。可緩解肺癰引起的胸痛、咳吐膿痰等症狀，作為輔助治療肺癰的藥膳。

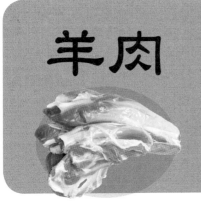

羊肉

暖中補虛，滋腎氣

性味歸經 | 性溫，味甘，歸脾、胃經。

適宜人群 | 女性　男性　少年兒童　老年人
體虛胃寒者　肺結核患者　氣管炎患者
哮喘患者　貧血患者　營養不良者
陽痿早洩者　產後氣血兩虛者

營養成分 | 蛋白質、維他命 A、鈣、磷、鐵、銅、鋅等。

保健功效

1. 益氣補虛、補腎。《本草綱目》記載，羊肉能暖中補虛，滋腎氣。

2. 幫助消化。羊肉肉質細嫩，容易被消化，同時還可以增加消化酶，保護胃壁和腸道，從而有助於食物的消化。

3. 滋潤皮膚。羊肉含有豐富維他命及礦物質，能補精血，促進血液循環，使皮膚紅潤。

特別提示

1. 羊肉屬大熱之品，凡有發熱、牙痛、口舌生瘡、咳吐黃痰等上火症狀，都不宜食用，患有肝病、高血壓、急性腸炎或其他感染性疾病，還有發熱期間也不宜食用。

2. 吃完羊肉後 2 ～ 3 個小時內不宜飲茶，因為羊肉中含有豐富的蛋白質，而茶葉中含有較多的鞣酸，兩者結合會產生一種叫鞣酸蛋白質的物質，容易引發便秘。

營養搭配

羊肉 + 豆腐 = 營養互補，降低膽固醇

羊肉搭配豆腐，有營養互補的作用。豆腐中不含維他命 B12，鐵的含量和生物利用率低，但吃羊肉可以彌補這一不足。豆腐中不含膽固醇，卻富含皂苷，能吸收膽酸，促進膽固醇的代謝，有助於減少吃羊肉引起的膽固醇累積。

這樣吃更健康

1. 羊肉，特別是膻味較大的山羊肉，煮製時放個山楂或加一些蘿蔔、綠豆，炒製時放蔥、薑、孜然等佐料可以祛除膻味。

2. 羊肉最好的烹調方式是燉湯，燉羊肉營養損失最小，而且羊肉經過燉製以後，更加熟爛、鮮嫩，易於消化。

藥用祛病方

方1 **枸杞燉羊肉→產後氣血兩虛**

取羊肉 1,000 克，先放入沸水中煮透，撈出切成小方塊，與生薑片一起倒入熱油鍋內煸炒，烹入料酒，然後倒入砂鍋內，放入枸杞 20 克和適量清湯、蔥、鹽，用小火燉爛，加味精調味，吃肉喝湯，分兩次吃完。可補充氣血，改善婦女產後氣血兩虛的不良狀況。

方2 **生薑羊肉湯→產後腹痛**

取羊肉 100 ～ 150 克和 5 ～ 10 片生薑一起放入鍋內，加適量清水，煎煮至羊肉熟爛，吃肉喝湯，喝湯同時沖服 3 ～ 5 克的黑胡椒粉，每日 1 次。可治療產後腹痛。

方3 **羊肉粥→月經不調**

取新鮮羊肉 100 ～ 150 克洗淨，去膜，切片，與洗淨的 100 克白米、3 ～ 5 片生薑一起放入鍋內，加水適量共煮，至羊肉和白米爛熟時，加適量油鹽調味食用，每日 1 次。可緩解月經不調引起的出血量異常、腹痛等症狀，持續食用，即可治療月經不調。

方4 **大蒜燒羊肉→腎虛引起的陽痿、腰膝冷痛**

羊肉 250 克洗淨，去膜，切塊，大蒜 50 克剝皮，放入鍋內，加入適量清水，用小火煮至羊肉熟爛，加食鹽調味食用，每日食用 1 次。可明顯改善腎虛引起的陽痿、腰膝冷痛等症狀，長期食用可使症狀消失。

方5 **高粱羊肉粥→脾胃虛弱引起的消化不良**

取新鮮羊肉 100 克洗淨，切片，高粱米 100 克淘洗乾淨，放入鍋內，加適量清水，同煮粥，加入適量油鹽調味食用，每日 1 次。可治療脾胃虛弱引起的消化不良。

方6 **山藥羊肉粥→病後體虛、食欲不振**

羊肉 500 克洗淨，去膜，切片，先用水煮至熟爛，再與 500 克洗淨的山藥片、250 克粳米同煮粥，加適量鹽調味食用，每日食用 1 次。適用於病後調養，可改善病後體虛、食欲不振的狀況。

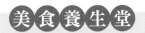

美食養生堂

白蘿蔔燉羊肉

材料 白蘿蔔 200 克,羊腿肉 100 克。

調料 香菜末、蔥絲、薑絲、白糖、醬油、料酒、太白粉、鹽、雞精、植物油各適量。

做法

1. 白蘿蔔去根鬚,洗淨,切塊;羊腿肉洗淨,切塊,用醬油、料酒和太白粉抓勻。

2. 炒鍋置火上,倒入適量植物油,待油溫燒至七分熱,加蔥絲、薑絲炒香,放入羊肉塊翻炒均勻。

3. 加醬油、白糖和適量清水燉至羊肉塊八分熟,倒入白蘿蔔塊燉熟,用鹽和雞精調味,撒上香菜末即可。

功效 補中益氣、溫胃散寒、補虛益腎,適合腰膝酸軟、困倦乏力、腎虛陽痿、脾胃虛寒者經常食用。

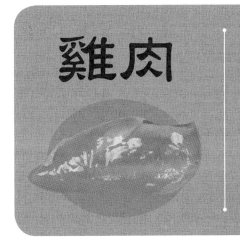

雞肉

滋陰補血,增強體力

性味歸經 | 性平、微涼,味甘,歸脾、胃、大腸經。

適宜人群 | ●女性 ●男性 ●少年兒童 ●老年人 ●糖尿病患者 ●貧血患者 ●月經不調者 ●疲勞虛弱者 ●營養不良者 ●腹瀉患者 ●產後少乳者

營養成分 | 不飽和脂肪酸、蛋白質、維他命 A、維他命 B6、維他命 B12、維他命 D、維他命 K 及磷、鐵、銅、鋅等。

保健功效

1. 滋陰補血。雞肉中含有維他命 B 群及鐵,對造血有很大幫助,有滋陰補血的功效。

2. 保護皮膚。雞肉的維他命 A 含量很豐富,在肉類中僅次於內臟,具有維護皮膚及黏膜健康的功效。

3. 強壯身體。雞肉蛋白質的含量比例高,種類多,蛋白質纖維比其他的肉類柔嫩,更容易被人體消化吸收,有增強體力、強壯身體的作用。

特別提示

① 痛風症病人不宜吃雞肉，因雞肉中含有很高的嘌呤，會加重病情。

② 雞屁股是淋巴最集中的地方，也是儲存細菌、病毒和致癌物的倉庫，應棄掉不要。

營養搭配

雞肉 ＋ 栗子 ＝ 增強造血功能

雞肉補脾造血，栗子健脾，兩者搭配食用有利於身體吸收雞肉的營養，造血機能也會隨之增強。

這樣吃更健康

① 烹調雞肉時不宜放花椒、大料等厚味調料，否則會把雞肉的鮮味驅走或掩蓋。

② 為了避免攝入過多脂肪，建議煲湯前先去雞皮，飲用前先將湯麵上的油撇去。

藥用祛病方

方 1

枸杞蒸雞→神經衰弱

取子母雞 1 隻殺後去毛和內臟，洗淨，放入鍋中，用沸水汆透，撈出過涼，沖洗乾淨，瀝淨水分，再把 15 克枸杞子裝入雞腹內，然後把雞腹部朝上放入盆內，加入蔥段、薑片及清湯、鹽、料酒、胡椒粉，將盆蓋好用濕棉紙封住盆口，置蒸籠中，在沸水大火中蒸 2 小時取出，揭去棉紙，去蔥、薑，加入味精即可食用。可改善神經衰弱引起的失眠、心悸、食欲不振等症狀，並最終治癒神經衰弱。

方 2

雞肉粥→年老體弱、病後羸弱

取 1 隻嫩母雞宰後去毛及腸雜，內臟，剔骨將肉切成小塊或肉絲，雞骨可先濃煎成雞湯；雞肉絲與雞汁湯搭配分成 3 ～ 5 份，每份用白米 100 克煮粥，加適量食鹽調味食用。可明顯改善年老體弱、病後羸弱體質。

方 3

菊花炒雞片→高血壓

雞肉 750 克切薄片，用 3 個雞蛋清、適量鹽、料酒、胡椒粉、澱粉拌勻，下油鍋內浸透，瀝去油，蔥薑適量煸炒，倒入雞片，烹入料酒，和適量油、白糖、味精、胡椒粉、香油兌成的湯汁倒入鍋內翻炒幾下，菊花瓣 60 克（冷水洗淨）投入鍋內，翻炒均勻即可。經常食用，有降低血壓的功效，並可緩解高血壓症引起的心煩不安、視物模糊、頭昏失眠、精神不振等症狀。

方 4 **柚子蒸雞→慢性支氣管炎**

公雞 1 隻，去毛及內臟，洗淨，柚子（隔年陳者為佳）1 個，去皮留肉，塞入雞腹內，放入蒸鍋內，隔水蒸熟，加鹽調味食用，每週一次。治療慢性支氣管炎效果顯著。

方 5 **龍眼荔枝燉童子雞→功能失調性子宮出血**

取 1 隻童子雞宰殺後，去毛及內臟，洗淨，和龍眼及荔枝肉各 30 克放入鍋內，加水適量，燉煮至雞肉熟爛，吃肉喝湯，分 3 天服完，6 ～ 9 天為 1 個療程。一般 3 ～ 5 個療程，即可治癒功能失調性子宮出血。

方 6 **醋煮公雞→腰扭傷**

小公雞 1 隻，宰殺後去毛及內臟，洗淨，切塊，入熱油鍋內炒至半熟，然後加米醋 500 克，小火煮至快乾時，再放入適量生薑、糖、酒調味食用。可抑制腰扭傷的疼痛感，並逐漸治癒腰扭傷。

美食養生堂

栗子燜仔雞

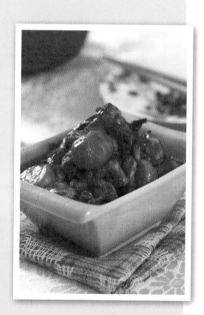

材料 淨仔雞 1 隻（約 400 克），生栗子 100 克。

調料 蔥花、薑片、花椒粉、醬油、料酒、白糖、鹽、植物油各適量。

做法

① 淨仔雞洗淨，斬塊，焯透，撈出；生栗子洗淨，煮熟，取肉。

② 炒鍋內倒入油燒至七成熱，加蔥花、薑片和花椒粉炒香，倒入雞塊和栗子肉翻炒均勻，加醬油、料酒、白糖和適量清水大火煮沸，轉小火燜至雞塊熟透，用鹽調味即可。

功效 補脾益腎、止泄瀉，可緩解腎虛所致的腰膝酸軟、尿頻及脾虛少食、泄瀉等症。

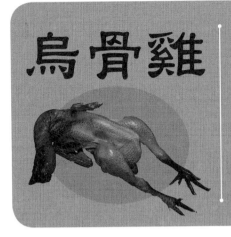

烏骨雞

有效調治婦科疾病

性味歸經 | 性平，味甘，歸肝、腎經。

適宜人群 | ● 女性 ● 男性 ● 少年兒童 ● 老年人
● 骨質疏鬆症患者 ● 缺鐵性貧血患者
● 佝僂病患者 ● 女性月經不調者
● 病後體弱者 ● 癌症患者 ● 營養不良者

營養成分 | 蛋白質、維他命 A、維他命 B 群、維他命 E、
煙酸及 18 種胺基酸和 18 種微量元素。

保健功效

① 滋陰補血、健脾固沖。烏骨雞含有大量鐵元素，具有滋陰補血、健脾固沖的作用，可有效治療女性月經不調、缺鐵性貧血等症。《本草綱目》認為「益產婦，治婦人崩中帶下」。

② 健腦益智、降低膽固醇。近年研究證明，烏骨雞含有的 DHA 和 EPA 可以提高兒童智力，防止老年癡呆，並預防腦血栓和心肌梗死。

③ 防癌抗癌。烏骨雞含有大量的維他命 A、微量元素硒和黑色素，它們具有清除體內自由基，抑制過氧化脂質形成，抗衰老和抑制癌細胞生長的功效。

特別提示

烏骨雞會生熱助火，因此急性菌痢腸炎初期、嚴重皮膚病患者及有發熱、咳嗽等症狀的感冒患者忌食。

營養搭配

烏骨雞 + 枇杷 = 營養又潤肺

烏骨雞和枇杷搭配食用，可使營養豐富而全面，能夠有效補充人體的營養成分，同時還有很好的潤肺功效。

這樣吃更健康

烏骨雞連骨熬湯滋補效果最佳，可將其骨頭砸碎，與肉、雜碎一起熬燉。

藥用祛病方

方 1

烏骨雞湯 → 中老年婦女耳鳴、耳聾

將 1 隻雄烏骨雞宰殺去內臟洗淨，放鍋內，加入黃酒，煮開後用小火燉至肉爛，用鹽調味，食肉飲湯。經常食用，可治療中老年婦女陰血不足引起的耳鳴、耳聾。

方2　紅豆烏骨雞湯→慢性腎炎

烏骨雞 1 隻殺好，洗淨，將 50 克紅豆裝入雞肚子裡用線縫好，把烏骨雞放入蒸鍋中，淋上兩匙料酒，加入薑、少許鹽和適量水，在蒸鍋中隔水蒸，蓋上蓋，開鍋後改用小火蒸 1.5 ～ 2 個小時，吃肉、紅豆，喝湯，佐餐食用，每日 1 次。能夠消除慢性腎炎引起的水腫等症狀。

方3　山藥薏仁烏骨雞湯→白帶異常

烏骨雞 1 隻殺好，洗淨，和山藥 30 ～ 50 克、薏仁 30 克、枸杞 30 克、生薑 3 ～ 5 片一起放入鍋中，加適量清水煎煮，待雞肉熟爛後吃雞肉、山藥、薏仁，喝湯，每日 1 次。可用於調整白帶增多、異味等異常。

方4　紅棗烏骨雞湯→月經紊亂

將烏骨雞洗淨，放入沸水中滾 5 分鐘，撈起，用水洗淨，瀝乾；枸杞、紅棗和生薑用水洗淨；紅棗去核；刮去薑皮，切 2 片；煲內加入清水，大火燒開，然後放入以上材料，再開，改用中火煲 2 ～ 3 小時，喝湯，吃紅棗、烏骨雞肉，每日 1 次。對於月經紊亂有一定療效，並可改善因月經紊亂造成的皮膚粗糙、長痘等症狀。

方5　栗子燉烏骨雞→前列腺炎

10 個鮮栗子去殼取栗仁備用，烏骨雞褪毛，去除內臟，洗淨晾乾；將烏骨雞、栗子仁同入砂罐中，加清水沒過雞與栗子，放一塊生薑入水中，加蓋小火燜 2 小時，起鍋加少量鹽（最好不要放味精），即可食用，分 2 ～ 3 次吃完。連服數日，至前列腺炎引起的小便淋痛症狀消失為止。

美食養生堂

烏骨雞糯米蔥白粥

材料 ▶ 烏骨雞腿 1 隻，圓糯米 200 克。

調料 ▶ 蔥絲、鹽各適量。

做法 ▶
① 將烏骨雞腿洗淨，切塊，瀝乾。

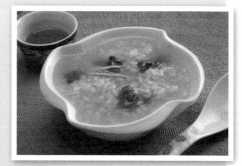

② 鍋置火上，放入適量清水，放入烏骨雞腿用大火煮沸，轉小火煮 15 分鐘，放入圓糯米繼續煮，煮沸後轉小火，待糯米熟時放入蔥絲即可。

功效 ▶ 補氣養血、安胎止痛，改善氣血虛弱所致的胎動。

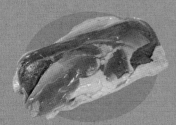

鴨肉

降膽固醇，保護心臟

性味歸經 | 性微寒，味甘、鹹，歸脾、胃、肺、腎經。

適宜人群 | ● 女性 ● 男性 ● 少年兒童 ● 老年人
● 體質虛弱者 ● 營養不良者 ● 癌症患者
● 肝病患者 ● 肺結核患者 ● 慢性腎炎浮腫者
● 糖尿病患者

營養成分 | 蛋白質、維他命 A、維他命 B 群、維他命 E 及鉀、鐵、銅、鋅等。

保健功效

① 抵抗炎症。鴨肉所含維他命 B 群和維他命 E 較其他肉類多，能有效抵抗腳氣病、神經炎和多種炎症，還能抗衰老。

② 保護心臟。鴨肉中含有較為豐富的煙酸，能夠升高對身體有益的高密度脂蛋白膽固醇水準，降低低密度脂蛋白膽固醇水準，對預防和輔助治療心肌梗塞等心臟疾病有重要作用。

特別提示

① 鴨肉性寒，身體虛寒的陽虛體弱者，如虛寒性的腹痛、大便泄瀉、陽虛脾弱、經痛者等不宜食用。

② 對於肥胖、動脈硬化患者來說，鴨肉的脂肪相對較多，應該少吃，以每餐不超過 80 克為宜。

營養搭配

鴨肉 ＋ 山藥 ＝ 滋陰補肺

鴨肉既可補充人體水分，又有補陰效果，山藥的補陰效果更強，兩者搭配食用，不僅可以消除油膩，還能很好地滋陰補肺。

這樣吃更健康

① 不要經常吃煙燻和烘烤的鴨肉，因為這種烹調方式會使鴨肉產生一種苯並芘的致癌物質。

② 烹調鴨肉時加入少量鹽，能有效溶出含氮浸出物，使烹調出的鴨肉味道更鮮美。

藥用袪病方

方 1 **大蒜燉老鴨→慢性腎炎浮腫**

老鴨 1 隻去毛及內臟，洗淨，在鴨腹內填入大蒜頭 5 個，大火煮沸後，轉小火慢燉，煮至爛熟，不加鹽可加少量糖，喝湯吃鴨和蒜，分 1～2 次服完。連用數日，至慢性腎炎引起的浮腫消失為止。

方 2 **鴨肉粥→陰血不足引起的心煩失眠、記憶力減退**

將鴨肉洗淨，切小塊，白米洗淨，同放入鍋中，加清水適量，共煮成粥，加鹽少許調味即可。可滋陰養血，改善陰血不足引起的心煩失眠、記憶力減退症狀。

雞蛋

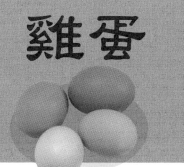

促進傷口癒合

性味歸經 | 味甘、性平、歸心、脾、胃、腎經。

適宜人群 | ●孕婦 ●產婦 ●乳母 ●少年兒童 ●老年人 ●身體虛弱者 ●大手術後恢復期者

營養成分 | 優質蛋白、維他命 A、維他命 B2、維他命 D、卵磷脂及鉀、鈉、鎂、磷、鐵等。

保健功效

① 滋陰養血。《本草綱目》中記載：雞蛋能補血，能養陰。

② 清熱解毒、潤肺利咽。現代醫學研究證實，雞蛋清能清熱解毒、潤肺利咽，咽痛音啞、目赤者可吃些雞蛋清。

③ 健腦益智。雞蛋黃中富含卵磷脂，卵磷脂是胎兒腦細胞的重要原料之一，因此對寶寶智力發育也是大有益處的。

④ 保護肝臟。雞蛋含有的優質蛋白質對肝臟組織損傷有修復作用；蛋黃中的卵磷脂可促進肝細胞再生。

特別提示

① 兒童、少年由於處於生長發育期，每日可以吃 2～3 個雞蛋；孕婦、產婦、乳母、身體虛弱者，以及大手術後處於恢復期的病人，每日可吃 3～4 個雞蛋；老人每日吃 1～2 個雞蛋為好。

② 雞蛋不宜生吃，因為雞蛋很容易受沙門氏菌和其他致病微生物的感染，加熱後食用更安全、衛生。

營養
搭配

雞蛋 + 穀類、豆類 = 能提高穀類和豆類食物的營養吸收利用率

雞蛋含豐富的優質蛋白質和蛋氨酸，而穀類和豆類都缺乏這種人體必需的胺基酸。因此，將雞蛋與穀類或豆類食物混合食用，能提高穀類和豆類食物的營養吸收利用率。

雞蛋 + 蔬菜 = 營養更均衡

雞蛋中維他命C的含量不高，所以吃雞蛋時最好輔以適量的蔬菜，營養會更均衡。

這樣吃更健康

① 膽結石患者最好的吃雞蛋方法是蒸著吃，如做雞蛋羹，口感柔軟，利於消化吸收，不會增加膽囊的負擔。

② 雞蛋吃法多種多樣，就營養的吸收和消化率來講，煮蛋為100%，炒蛋為97%，嫩炸為98%，老炸為81.1%，開水、牛奶沖蛋為92.5%，生吃為30%～50%。由此來說，煮雞蛋是最佳的吃法。

藥用祛病方

方
1

蛋黃冰糖米酒飲→支氣管哮喘

取10顆生雞蛋磕入碗中，將蛋清與蛋黃分離，取蛋黃加100克冰糖，攪拌至冰糖溶解且蛋黃與冰糖融合在一起，倒入乾淨的盛器中，再倒入500毫升米酒攪拌均勻，蓋上盛器的蓋子，在陰涼通風處放置10天，每晚取30毫升喝下，飲至症狀緩解或痊癒。

方
2

雞蛋酒→感冒

鍋置火上，倒入25毫升白酒，煮至酒味變淡，磕入1個生雞蛋，攪散後加適量白糖攪拌均勻，倒入開水煮至微沸，涼至溫熱後喝下，蓋被休息，第二天由感冒引起的鼻塞、流涕、咽喉痛等不適症狀大部分可消失。

方
3

米醋雞蛋清→咽喉疼痛

取1顆雞蛋，去蛋黃，保留蛋清和蛋殼，留有蛋清的雞蛋殼中倒滿米醋，貼好孔，放入事先預備好的小鍋內，置火上煮至微沸，取下稍涼，再置火上煮至微沸，如此3次，熬成膏，食用時用筷子挑1小塊入口，每隔20分鐘含服1次。可緩解咽喉疼痛。

方4 **雞蛋殼粉→胃痛、胃炎、胃酸過多、胃潰瘍**

取雞蛋殼洗淨，晾乾水分，研成粉末（越細越好），每日服一個雞蛋殼的量（大約 12 ～ 15 克），分 2 ～ 3 次在飯前或飯後用溫水送服。蛋殼的主要成分是碳酸鈣，約占 93%，有制酸作用，蛋殼粉進入胃部覆蓋在炎症或潰瘍的表面，可降低胃酸濃度，起到保護胃黏膜的作用，對十二指腸潰瘍和胃痛、胃酸過多的患者，可起到止痛、制酸的效果。

方5 **雞蛋殼內的薄膜→口腔潰瘍**

取一個生雞蛋洗淨，磕裂蛋殼，將蛋清和蛋黃倒入碗中，取蛋殼，輕輕撕下附著在雞蛋殼內層上的薄膜，儘量撕得大一些，然後，把這層薄膜貼在口腔潰瘍的患處，一般換 2 ～ 3 次，潰瘍面就能癒合。

分離蛋清和蛋黃的方法！

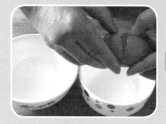

1 將蛋黃磕入碗中。

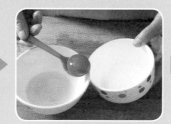

2 用小勺將蛋黃舀入另外一個碗中。

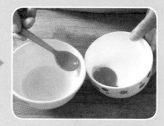

3 這樣就把蛋清和蛋黃分開了！

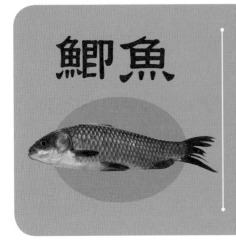

鯽魚

補虛通乳，增強抗病能力

性味歸經 | 性平，味甘，歸脾、腎經。

適宜人群 | ●女性 ●男性 ●少年兒童 ●老年人
●高血壓患者 ●心臟病患者 ●肝炎患者
●腎炎患者 ●慢性支氣管炎患者
●糖尿病患者 ●食欲不振者 ●消化不良者
●產後、病後、術後體虛者

營養成分 | 蛋白質、多不飽和脂肪酸、維他命 B1、維他命 B12、煙酸、鈣、磷、鐵等。

保健功效

① 增強抗病能力。鯽魚所含的蛋白質質優、齊全、易於消化吸收，是肝腎疾病、心腦血管疾病患者的良好蛋白質來源，常食可增強抗病能力，肝炎、腎炎、高血壓、心臟病、慢性支氣管炎等疾病患者可經常食用。

② 補虛通乳。鯽魚不但味道鮮美，而且具有較強的滋補作用，非常適合中老年人和病後虛弱者食用，還能通乳，也特別適合產婦食用。

特別提示

鯽魚不宜和豬肝同食。鯽魚中含有多種生物活性物質，和豬肝同時食用，會降低豬肝的營養價值，並容易導致腹痛、腹瀉。

營養搭配

鯽魚 + 豆腐 = 營養互補、降低膽固醇、美顏美體

鯽魚和豆腐搭配食用，不但發揮到營養互補的作用，還能促進對鈣的吸收，同時降低膽固醇、養顏美體。

這樣吃更健康

鯽魚子中膽固醇含量較高，中老年血脂異常症患者應忌食。

藥用祛病方

方1 花生燉鯽魚湯→產後乳汁缺乏

鯽魚肉 200 克和花生米 100 克分別洗淨，放入鍋內，加適量清水同煮湯，待花生和鯽魚熟爛時，用少量鹽調味食用，每日 1 次。堅持服用，可促進乳汁分泌，治療產後乳汁缺乏。

方 2 鯽魚糯米粥→病後體虛

　　取鮮鯽魚 1～2 條，去掉鱗、鰓及內臟，洗淨，放入鍋中，加水適量，先用大火燒沸，後改用小火煨至爛熟，濾取魚湯備用，魚另食用；再將糯米 100 克放入魚湯中煮成粥食用。每日 1～2 次，每次 1 小碗，溫熱食用。連吃 7 天，調養病後體虛療效好。

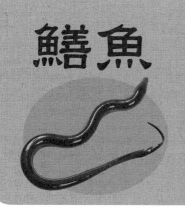

鱔魚

補腦健身，降低血糖

性味歸經 | 性溫，味甘，歸肝、脾、腎經。

適宜人群 | ●女性　●男性　●少年兒童　●老年人
●營養不良者　●身體虛弱者　●痔瘡患者
●風濕患者　●糖尿病患者　●高血脂患者
●冠心病患者

營養成分 | 蛋白質、維他命 A、鈣、磷、鐵及不飽和脂肪酸 DHA、EPA 等。

 保健功效

1. 補腦健身。鱔魚中含有豐富的 DHA 和卵磷脂，是構成人體各器官組織細胞膜的主要成分，而且是腦細胞不可缺少的營養，所以食用鱔魚肉有補腦健身的功效。

2. 降低血糖。鱔魚所含的特種物質「鱔魚素」，能降低血糖和調節血糖，對糖尿病有較好的治療作用，而且所含脂肪極少，因而是糖尿病患者的理想食品。

3. 增進視力。鱔魚含豐富維他命 A，能增進視力。

 特別提示

1. 不宜生食或食用半生不熟的鱔魚，因鱔魚體內有一種叫頜口線蟲的囊蚴寄生蟲。

2. 鱔魚不宜過量食用，以每餐 50 克為宜，否則不易消化，還可能引發舊症。

 營養搭配

鱔魚 ＋ 蓮藕 ＝ 保持酸鹼平衡

吃鱔魚時最好搭配蓮藕。因為鱔魚和蓮藕的黏液都能促進蛋白質的吸收，而且兩者酸鹼搭配，有利於保持人體的酸鹼平衡。

這樣吃更健康

鱔魚宜現殺現烹，因為鱔魚死後體內的組氨酸會轉變為有毒物質。

藥用祛病方

方 1
鱔魚燒大蒜→肝硬化引起的腹脹
取鱔魚肉 250 克，洗淨，大蒜 2 顆，白酒 1 杯；將鱔魚肉、大蒜、白酒一起加水煮熟即可服食，每日 1 次。連續食用，可治療由肝硬化引起的腹脹。

方 2
薏仁鱔魚粥→氣虛脫肛
將 2～3 條鱔魚去內臟、斬切去頭尾、洗淨後，斬成寸段，入沸水中汆燙後撈出放涼；60 克薏仁淘洗乾淨，兩者同放入鍋內煮粥，至鱔魚肉和薏仁熟爛即可，每日 1 次。可治療氣虛引起的脫肛。

方 3
紅棗鱔魚湯→貧血
取 1 條鱔魚、5 顆紅棗，將鱔魚去內臟，洗淨，油鍋燒熱，下鱔魚煎至兩面微黃時，加水、紅棗，燉煮至熟，調入料酒、鹽，吃魚肉喝湯即可。能補虛養血，用於治療產後或病後貧血，使患者面色紅潤。

方 4
鱔魚皮粉→乳腺炎
取鱔魚皮 50 克，將其焙乾後研為細末，每次取該粉末 5 克，用黃酒送服，每日服 3 次。可消除乳腺膿腫，治癒乳腺炎。

方 5
鱔魚羹→痔瘡出血
取鱔魚肉適量，去頭骨、內臟，洗淨，切成絲，用油煸炒片刻，加醬油、醋、紅糖少許，加水稍煮 3～5 分鐘，用太白粉勾芡，待湯透明後，吃鱔魚肉。可以治療濕熱下注型痔瘡出血。

方 6
枸杞鱔魚湯→男性精子異常引起的不育症
取 250 克鱔魚肉，洗淨，和 30 克枸杞一起放入鍋內，加清水適量同煮，至鱔魚肉熟爛即可，吃肉、枸杞，喝湯，每日 1～2 次。連服 4～6 週，可提高精子活力，改善男性精子異常，並調養和治療由精子異常引起的不育症。

方7 鱔魚炒紅蘿蔔→夜盲症

取鱔魚肉 200 克、紅蘿蔔 300 克，植物油、精鹽、醬油、醋各適量；先分別將鱔魚和紅蘿蔔洗淨，切成絲，然後用植物油炒一下，再加入鹽、醬油和醋翻炒至熟即可服食。經常食用，能增進視力，治療夜盲症。

美食養生堂

韭菜炒鱔魚絲

材料 韭菜 300 克，活鱔魚 200 克。

調料 蒜末、薑絲、雞精、鹽各適量，植物油 4 克。

做法

① 鱔魚宰殺好，去除內臟，沖洗乾淨，取肉，切絲；韭菜擇洗乾淨，切段。

② 炒鍋置火上，倒入適量植物油，待油溫燒至五成熱，放入鱔魚絲煸熟，加蒜末、薑絲炒香。

③ 放入韭菜段炒 3 分鐘，用鹽和雞精調味即可。

功效 補陽壯陽，是男性陽痿、早洩等症狀者的食療佳品。

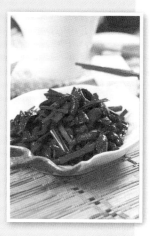

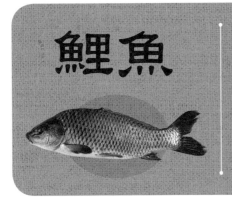

鯉魚

利水消腫，通乳

性味歸經 | 性平，味甘，歸脾、腎、肺經。

適宜人群 | ●女性 ●男性 ●少年兒童 ●老年人
●各類水腫患者 ●咳喘患者 ●黃疸肝炎患者
●婦女胎動不安者 ●產後乳汁缺乏者

營養成分 | 蛋白質、多元不飽和脂肪酸、煙酸、維他命D、
鈣、磷、鐵等。

保健功效

① 降低膽固醇。鯉魚的脂肪大部分是由不飽和脂肪酸組成，對於降低膽固醇有很好的作用，能預防和輔助治療心腦血管疾病。

② 利水消腫、通乳。《本草綱目》說：鯉，其長於利小便，妊娠水腫、慢性腎炎水腫等各種水腫患者及少尿、肝硬化腹水患者食用能收到較好的食療功效。另外，產後乳汁不夠，也適宜食用。

特別提示

鯉魚為發物，凡患有惡性腫瘤、淋巴結核、紅斑性狼瘡、支氣管哮喘、小兒腮腺炎、血栓閉塞性脈管炎、癰疽疔瘡、蕁麻疹、皮膚濕疹等疾病的人均要忌食。

營養搭配

鯉魚 ＋ 花生 ＝ 有利於營養吸收

鯉魚的脂肪多為不飽和脂肪酸，但容易被氧化成飽和脂肪酸；花生中含有豐富的維他命 E，具有明顯的抗氧化作用。鯉魚和花生搭配食用，有利於人體更好地吸收和利用兩者的營養。

這樣吃更健康

鯉魚用於通乳時，要少放鹽，不然會降低鯉魚通乳的功效。

藥用祛病方

方1 紅豆鯉魚湯→各類水腫

鮮鯉魚 1 條約 500 克，洗淨，和紅豆 500 克放入鍋內，加水適量清燉，燉至魚熟豆爛，除去魚頭、鱗、骨、內臟後，將魚肉、豆和湯全部食完（忌鹽），每日 1 次。可消除肝硬化腹水、妊娠水腫、慢性腎炎水腫等各類水腫。

方2 鯉魚汁→胃及十二指腸潰瘍

取一條黑色鯉魚去腸雜不去鱗，切小塊以 50% 燒酒浸泡，加蓋燜數小時，過濾去渣，取汁約 500 毫升，加冰糖 50 克，每日飯後 2 小時服 100 毫升，每日 2 ～ 3 次。可幫助胃及十二指腸潰瘍面癒合。

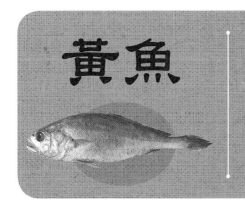

黃魚

開胃益氣，延緩衰老

性味歸經 | 性平，味甘，歸腎、胃經。

適宜人群 | ●女性　●男性　●少年兒童　●老年人
●貧血患者　●失眠患者　●頭痛患者
●食欲不振者　●癌症患者
●產後、病後、術後體虛者

營養成分 | 蛋白質、維他命 B2、鈣、磷、鐵、硒等。

保健功效

① 延緩衰老。黃魚含有豐富的微量元素硒，能清除人體代謝產生的自由基，延緩衰老，並對各種癌症有防治功效。

② 開胃益氣。《本草綱目》記載，黃魚能開胃益氣，對人體有很好的補益作用，對體質虛弱者和中老年人來說，食用黃魚會獲得很好的食療效果。

特別提示

① 黃魚屬於近海魚，易受污染，所以盡可能不要吃或少吃魚頭、魚皮和內臟。

② 黃魚是發物，哮喘病人和過敏體質的人應慎食。

營養搭配

黃魚 ＋ 蘋果 ＝ **有助於營養的全面補充**

黃魚含有豐富的蛋白質、維他命和多種微量元素；蘋果中維他命、微量元素的含量也較為豐富，兩者同食有助於營養的全面補充。

這樣吃更健康

炸黃魚時，最好掛一層澱粉糊，能較好地保存黃魚的營養。

藥用祛病方

方1 栗子黃魚→胃癌、食道癌

將栗子去殼，洗淨，炒鍋入油燒熱，將黃魚下鍋正反兩面煎好，取出備用；入蔥絲、薑絲、蒜片煸炒，加入清湯、栗子、鹽、醬油，把魚放入湯內煮沸，去浮沫，煮至爛熟，加味精即成，每日 1 次。可改善胃腸道功能，用於胃癌、食道癌的輔助治療。

方2 黃魚鰾→出血性紫斑

黃魚鰾 120 克，放鍋內，加水，用小火燉 1 日，時時攪拌，使全部溶化（如溶不淨，可撈去殘渣）。分作 4 日量，每日 2 次分服，服時需再加熱。可止血，治療出血性紫斑。

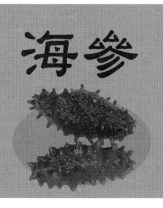

海參

補腎益精，補血調經

性味歸經 | 性溫，味甘、鹹，歸心、腎經。

適宜人群 | ● 女性　● 男性　● 少年兒童　● 老年人
　　　　　● 癌症患者　● 貧血患者　● 肝炎患者
　　　　　● 高血壓患者　● 冠心病患者　● 陽痿患者
　　　　　● 糖尿病患者　● 結核病患者

營養成分 | 蛋白質、鈣、鎂、鐵、鋅、鉀、磷、硒、膠質等。

保健功效

① 延緩衰老，消除疲勞，提高免疫力。海參中的酸性黏多醣和軟骨素可明顯降低心臟組織中脂褐素和皮膚脯氨酸的數量，起到延緩衰老的作用；還能消除疲勞，提高人體免疫力。

② 補腎益精，補血調經。海參體內的精氨酸含量很高，具有減緩性腺衰老，提高勃起能力的作用；還含有豐富的鐵及膠原蛋白，具有顯著的生血、養血、補血作用。

③ 治傷抗炎，護肝保血管。海參特有的活性物質海參素，對多種真菌有顯著的抑制作用，尤其對肝炎患者、結核病、糖尿病、心血管病有顯著的輔助治療作用。

④ 除腫瘤，抗癌。海參中含有大量海參皂苷，能抑制腫瘤細胞的生長與轉移，有效防癌、抗癌。

特別提示

吃完海參 2～3 個小時內，不可吃葡萄、柿子、山楂、石榴等水果，因為海參中含有豐富蛋白質和鈣等營養成分，以上水果含有較多的鞣酸，同時食用，不僅會導致蛋白質凝固，難以消化吸收，還會出現腹疼、噁心、嘔吐等症狀。

營養搭配

海參 ＋ 木耳 ＝ 有益筋骨、促進排便

海參和木耳都富含膠質，除對筋骨的強健有益，還有助排便，加速膽固醇排出體外。

這樣吃更健康

如果購買的是漲發好的海參，回家後要反復過水清洗，以免殘留的化學成分損害健康。

藥用祛病方

方1 木耳豬腸海參湯→便秘

將 30 克木耳浸開洗淨；50 ～ 60 克水發海參洗淨，切絲，150 ～ 200 克豬大腸用一湯匙粗鹽擦洗淨，放入開水中稍燙，再用冷水沖洗後，切段；把全部用料一起放入鍋內，加清水適量，大火煮沸後，小火煮 1 至 2 小時，調味即可，隨量飲湯食肉，每日 1 次。能加快腸胃蠕動，治療便秘。

方2 羊肉海參湯→尿頻

用 40℃溫水將 20 克海參泡軟後，剪開參體，除去內臟，洗淨，再用開水煮 10 分鐘左右，取出後連同水倒入碗內，泡 2 ～ 3 小時；將羊肉洗淨，去血水，切成小塊，加水適量，小火燉煮，煮至將熟，將海參切成小塊放入同煮，再煮沸 15 分鐘左右，加入生薑末、蔥段、胡椒末及鹽即可，溫食參肉，飲湯，每日 1 次。可治療頻尿。

方3 荸薺火腿蒸海參→肝腎虛弱貧血

將 200 克水發海參片成兩半，用開水燙一下，抖去水分，裡面朝上，撒上少許乾麵粉；將 200 克荸薺洗淨去皮，搗成細泥，放入碗內，加入 25 克雞蛋清、薑水、味精、米酒、鹽、太白粉少許，攪在一起，並用匙子抹在海參上面，將 60 克火腿切成小片，排在上面，放入盤內，上屜蒸熟取出；鍋內加入清湯、鹽、味精、米酒煮開後，撇去浮沫，用太白粉勾芡，淋上香油，澆在海參內即可，每日 1 次。可明顯改善肝腎虛弱貧血狀況。

方4 肝胰扒海參→陽痿、滑精

海參 50 克，水發洗淨，豬胰 1 條、豬肝 100 克，切成長塊，放入開水中汆一下，去腥氣，放入砂鍋內，加入海參、雞清湯、醬油、料酒、白糖、薑片、蔥、鹽、豬油燉熟，喝湯吃海參、豬胰、豬肝，分 2 日服完，每日 1 次。連服 1 週，可有效治療陽痿、滑精。

美食養生堂

燴海參

材料 水發海參250克，鮮香菇、玉米筍、豌豆各25克。

調料 蔥花、薑絲、胡椒粉、鹽、雞精、料酒、太白粉、植物油各適量。

做法
1. 水發海參去內臟，洗淨，切片，入沸水中焯透，撈出，放涼；鮮香菇去蒂，洗淨，切絲；玉米筍洗淨，切成斜段；豌豆去邊筋，洗淨。

2. 炒鍋放火上，倒入適量植物油，待油溫燒至七成熱，放入蔥花、薑絲、料酒和胡椒粉炒香，倒入海參片、香菇絲和玉米筍翻炒均勻。

3. 加適量清水大火燒沸，轉中火煮6分鐘，放入豌豆炒熟，用鹽和雞精調味，太白粉勾芡即可。

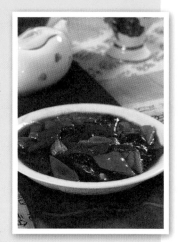

功效 補腎養血，而且是補充蛋白質的良好來源，婦女產褥期食用，可儘快健體強身。

木耳｜銀耳

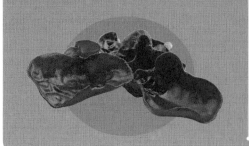

通腸潤便，防治缺鐵性貧血

性味歸經 ｜ 木耳：性平，味甘，歸胃、大腸經。
銀耳：性平，味甘，歸肺、胃經。

適宜人群 ｜ 女性　男性　少年兒童　老年人
結石患者　動肪硬化者　貧血
礦山工人　紡織工人

營養成分 ｜ 木耳含有蛋白質、膳食纖維、胡蘿蔔素、維他命B2及鐵、鈣、磷等。
銀耳含有膠質、膳食纖維、胡蘿蔔素及鐵、磷等。

保健功效

1. 養血駐顏。木耳中鐵含量豐富，不僅美容養顏，還可以防治缺鐵性貧血。銀耳富有的天然膠質，具有去除臉部黃褐斑、雀斑的功效，長期服用還可以潤膚。

2. 促進骨骼發育。木耳中富含鈣元素，對骨骼的發育有益，並可以預防骨質疏鬆症。

3. 通腸潤便。木耳｜銀耳中含有的膳食纖維和植物膠質，可以促進腸胃蠕動，從而起到清胃滌腸的作用。

特別提示

1. 木耳通腸潤便，患有慢性腹瀉的病人應慎食，否則會加重腹瀉症狀。

2. 黑木耳有活血抗凝的作用，有鼻出血、齒齦出血、胃腸道出血等出血性疾病的人不宜食用。

3. 做好的銀耳放久之後，不宜食用，因為銀耳中的營養成分會減少，產生有害成分。

營養搭配

 ＝ 能提高鐵的吸收利用率

木耳含有豐富的鐵，青筍中富含維他命 C，兩者同食，可促進人體對鐵元素的吸收，具有補血的功效。

這樣吃更健康

乾木耳烹調前宜用溫水泡發，泡發後仍然緊縮在一起的部分不宜吃，否則會影響健康。

藥用祛病方

黑木耳紅糖飲→月經腹痛

取 10 克乾黑木耳和 25 克紅糖，將黑木耳泡發洗淨，與紅糖放在鍋裡一起燉，將黑木耳燉爛，做好的湯一天內分 2 次食用。堅持吃上一段時間，經期的腹痛感會減輕，甚至消失。

黑木耳糊→痔瘡出血

鍋置火上，倒入少許水，將泡洗好的 70 克黑木耳放入鍋裡煮，用小火煮成糊，1 天分 3 次服用，痔瘡出血的症狀就會減輕。

銀耳羹→高血壓

蒸鍋置火上，加入適量清水，將泡洗好的 6 克銀耳放在鍋裡蒸至湯汁黏稠，每晚臨睡前服用。可以控制血壓上升，保持血壓穩定。

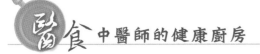

方4 木耳山楂羹→口腔潰瘍

準備乾銀耳、乾木耳、山楂各 10 克,將乾銀耳和乾木耳泡發洗淨,和山楂一起放在鍋裡用水煎熟,喝湯吃木耳、銀耳、山楂,每日分 1～2 次服用,兩三天口腔潰瘍的創面即可癒合。

方5 清蒸木耳大棗→貧血

黑木耳 15 克、大棗 15 顆用溫水泡發並清洗乾淨,放入小碗中,加入 10 克冰糖和適量的水;蒸鍋置火上,加入適量的水,將盛好食材的碗放入鍋中蒸 1 小時,1 次服用。可改善面色蒼白、頭暈乏力、氣促心短等貧血症狀。

方6 銀耳冰糖飲→慢性咽喉炎

將銀耳 20 克用溫水泡發洗淨,和少許冰糖一起放入鍋裡燒煮,煮熟即可,每日早晚各一次,喝汁吃銀耳。連續飲用多天,咽喉疼痛,咽喉有異物感等症狀就會減輕。

方7 橘子梨塊銀耳湯→咳嗽

銀耳 10 克用溫水泡發洗淨,將 50 克梨、40 克橘子(去皮)洗淨切成小塊;鍋置火上,加入適量水,將銀耳放入鍋中,先用小火煮熟,然後將梨、橘子加入銀耳湯中,煮沸後加適量冰糖,1 次服用。連服數天,咳嗽症狀就會減輕直至消失。

方8 生木耳→結石

取 10 克乾木耳,用冷水充分泡發(充分泡發一般需要 4 小時左右)後洗淨,每日早晨空腹吃下。堅持吃上一段時間,結石就會縮小甚至消失。

清洗木耳的方法！

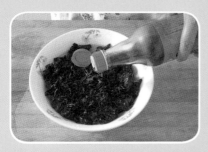

1 在清洗木耳的水中倒入適量醋。

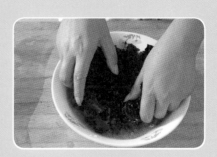

2 在清洗木耳的水中倒入適量醋。

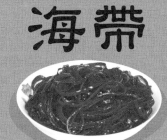

海帶

防治甲狀腺腫和缺鐵性貧血

性味歸經 | 性寒，味鹹，歸肺經。

適宜人群 | ●女性 ●男性 ●少年兒童 ●老年人
●缺碘性甲狀腺腫大 ●骨質疏鬆症 ●貧血
●營養不良 ●三高人群

營養成分 | 可溶性膳食纖維、碘、鈣、鐵等。

保健功效

1. 防治缺碘性甲狀腺腫。缺碘性甲狀腺腫主要是由於碘的缺乏使甲狀腺激素分泌不足進而導致的甲狀腺增生，海帶含有豐富的碘，可以促進甲狀腺激素分泌。

2. 通便排毒。海帶中的碘被人體吸收後，能促進有害物質的排除，同時海帶含有一種叫硫酸多醣的成分，能吸收血管中的膽固醇，並排出體外。

3. 防治缺鐵性貧血。海帶中的鐵含量豐富，能促進血紅蛋白的生成。

4. 利尿消腫。海帶中的甘露醇具有利尿消腫的功效，有益減肥。

特別提示

1. 吃海帶後不要馬上喝茶，也不要立刻吃酸澀的水果，因為茶與水果中含有單寧酸，容易與海帶中的鐵及鈣質發生反應，不利於營養物質的吸收。

2. 孕婦和乳母忌食，不然攝入過多的碘會隨血液循環進入胎兒或嬰兒體內，引起其甲狀腺功能障礙。

營養搭配

芝麻 ＋ 海帶 ＝ 降低膽固醇

芝麻能夠改變血液循環，促進新陳代謝，其中的不飽和脂肪酸能調節人體膽固醇含量；海帶含有碘和鈣，能對血液起淨化作用。兩者搭配，能有效降低血液中膽固醇的含量。

這樣吃更健康

1. 乾海帶在烹調前要用清水浸泡 12 ～ 24 小時，並要勤換水，因為乾海帶中含有重金屬砷，用水長時間浸泡並清洗乾淨，會使砷溶於水中，這樣，就可以放心地製作美味了。

2. 在煮海帶時添加少許食用鹼或小蘇打，會使海帶更酥軟，但加入的小蘇打或食用鹼不可過多，煮的時間也不可過長，否則營養會流失。

藥用祛病方

方1　醋煮海帶→甲狀腺腫

取 25 克乾海帶，用淡水浸泡 6 小時，洗淨去水，並用刀切成細絲；鍋置火上，加入適量清水，將海帶絲放入鍋中煮，並倒入適量的醋一同煮熟，喝湯吃海帶，每日 1 次或隔日 1 次。可促進缺碘引起的甲狀腺腫消腫。

方2　海帶拌白糖→老年慢性支氣管炎

將 20 克乾海帶泡洗乾淨後切成 2 ～ 3 公分長的條狀，連續用開水浸泡 3 次，每次半分鐘，最後一次從水中撈出來後用適量白糖拌食。每日早晚各做 1 次。連服 7 ～ 10 天，咳嗽、咳痰等支氣管炎症狀即可消失。

方3　海帶紅豆湯→腳氣病

取 30 克紅豆淘洗乾淨，用清水浸泡 4 ～ 6 小時，連同浸泡紅豆的水一同倒入鍋中，加 50 克洗淨的水發海帶片，加適量清水煮湯，加白糖調味後食用。可輔助治療腳氣病。

方4　海帶茶→高血壓

將 500 克海帶用水浸泡 24 小時後，切成細絲，再用鐵鍋炒乾，即可用來泡茶。每日 1 次，每次 3 克，開水沖泡，慢慢飲服。可以起降血壓的作用，保持血壓穩定。

方5　海帶芥藍湯→缺鐵性貧血

取 100 克水發海帶洗淨，切片；取 100 克芥藍菜擇洗乾淨，切段；鍋置火上，放入海帶和沒過海帶的清水大火煮開，轉小火煮 20 分鐘，加芥藍菜煮熟，加鹽調味後連湯食用。經常食用，能防治缺鐵性貧血。

方6　海帶外敷→靜脈炎

將 10 克乾海帶用清水浸泡，乾海帶與水的比例為 1：5，把海帶浸泡、清洗乾淨後，用紗布將其表面水分吸乾，將大小適中的海帶覆蓋在患處，並用保鮮膜覆蓋在海帶上。這樣外敷一段時間，由靜脈炎引起的皮膚紅腫、疼痛等症狀就會有所好轉。

美食養生堂

海帶蘿蔔湯

材料 白蘿蔔 250 克、水發海帶 100 克。

調料 清湯、醋、醬油、胡椒粉、鹽、香菜葉各適量。

做法

① 將白蘿蔔洗淨，去皮，切片；水發海帶洗淨，切細絲，待用。

② 鍋置火上，倒入適量清湯，放入蘿蔔片、海帶絲，燒至蘿蔔、海帶入味，出鍋前加醋、胡椒粉、醬油、鹽調味，撒香菜葉即可。

功效 海帶和白蘿蔔都含有豐富的膳食纖維，有利於抑制糖類轉化為脂肪，起到控制體重和血脂的作用，而且還能健胃消食。

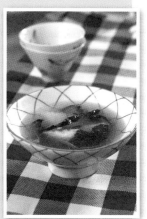

紫菜

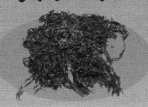

健腦益智，通便排毒

性味歸經 | 性寒，味甘、鹹，歸肺經。

適宜人群 | ●女性 ●男性 ●少年兒童 ●老年人 ●甲狀腺腫大者 ●慢性支氣管炎患者

營養成分 | 蛋白質、胡蘿蔔素、維他命 B2、維他命 B12、碘、鐵、鈣、鎂等。

保健功效

① 促進骨骼發育。紫菜中豐富的鈣、鐵，可促進骨骼、牙齒的生長和保健，並對婦幼貧血有一定的輔助治療功效。

② 健腦益智。紫菜所含的膽鹼可以提高大腦神經的活性，提高記憶力。

③ 通便排毒。紫菜中的膳食纖維可以保持腸道健康，加快體內有毒物質排泄。

④ 提高免疫力。紫菜所含的多醣可以明顯地增強細胞免疫和體液免疫功能，促進淋巴細胞轉化，提高機體的免疫力。

特別提示

1. 皮膚病患者不宜吃紫菜，因為它屬於海鮮類發物，不利於病情痊癒。

2. 紫菜性寒，不宜多食，消化功能不好、脾虛者少食，否則會導致腹瀉。

營養搭配

紫菜 ＋ 雞蛋 ＝ 提高維他命 B12 的吸收

紫菜富含鈣質，雞蛋富含維他命 B12，二者搭配食用，紫菜中含有的鈣能促進人體對雞蛋中維他命 B12 的吸收。

這樣吃更健康

紫菜一般都含有一些細沙，食用前宜放在清水中浸泡，待細沙沉澱於水底即可。

藥用祛病方

方1　紫菜瘦肉湯→腳氣

鍋置火上，加適量清水，將 20 克紫菜和 100 克豬肉塊一同放入鍋內煮，加適量鹽、味精調味，喝湯吃肉、紫菜。每日 1 次。連續數天，有助於改善足部脫屑、起水泡、發癢等腳氣症狀。

方2　乾嚼紫菜→咳嗽

將適量紫菜放在口中乾嚼，徐徐嚥下，每次 3 克，一日兩次。連續數天，咳嗽症狀就會減輕直至消失。

方3　紫菜決明子湯→高血壓

15 克乾紫菜，20 克決明子。鍋置火上，加入適量清水，將紫菜清洗乾淨與決明子一同放在鍋中，加清水煎服，每日 1 次。可起到降血壓的功效，保持血壓穩定。

方4　紫菜清湯→咽喉疼痛

將 10 克紫菜清洗乾淨，放在鍋裡加適量清水煮湯食用，每日 1 次。可緩解咽喉疼痛。

方5　紫菜車前子湯→水腫

將 15 克紫菜清洗乾淨，與 15 克車前子一同放入鍋裡用水煮，煮熟即可，每日 1 次。可緩解水腫症狀。

水發紫菜→無名腫痛

方 6 　將 10 克乾紫菜用清水泡軟，敷在患處，持續一段時間，連續數次。可起到清熱、消炎、止痛的作用，有助於消除無名腫痛。

泡紫菜→便秘

方 7 　紫菜 100 克，香油 2 小勺，醋數滴，每日於晚飯前半小時，將清洗好的紫菜放入碗內，加入香油、醋，用開水沖泡一碗，溫服，第二天早上即可通便。

紫菜白蘿蔔湯→甲狀腺腫大

方 8 　將 30 克紫菜泡洗乾淨，1 個白蘿蔔洗淨切成小塊。鍋置火上，加適量清水，將紫菜、白蘿蔔、3 克陳皮放入鍋中煮，做湯服用，每日 1 次。持續服用一段，甲狀腺腫大症狀會減輕。

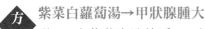

紫菜海米雞蛋湯

材料　紫菜 10 克、海米 15 克、雞蛋 1 個。

調料　蔥花、鹽、芝麻油、味精各適量。

做法　① 紫菜用清水洗淨撕碎；海米用清水洗淨；然後將紫菜、海米放入碗中，加適量清水浸泡。

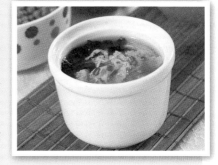

② 將雞蛋打入碗中，用筷子順同一方向攪拌均勻備用。

③ 鍋置火上，倒油燒熱，放入蔥花炒香，再倒入 1,200 毫升清水，用大火燒開後，放入適量鹽，雞蛋液均勻淋入鍋中攪散，當雞蛋形成蛋花浮起後，加入芝麻油、味精，再放入泡好的紫菜和海米煮沸，一道香氣撲鼻的紫菜海米雞蛋湯就做好了。

功效　這道湯中富含鐵、鈣和維他命 B12，對預防缺鐵性貧血、骨質疏鬆症有一定效果。

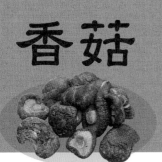

香菇

防癌抗癌，增強免疫力

性味歸經 | 性平，味甘，歸胃經。

適宜人群 | ●女性 ●男性 ●少年兒童 ●老年人
●身體虛弱者 ●肝炎及腎炎患者 ●癌症患者

營養成分 | 蛋白質、18 種胺基酸、膳食纖維、硒、鉀等。

保健功效

1. 促進消化、防止便秘。香菇中含有膳食纖維，可促進腸胃蠕動，保證大便通暢，防止便秘。

2. 防癌抗癌。香菇中的多醣具有抑制腫瘤的作用，能增強細胞免疫功能。

3. 降血壓、降血脂、降膽固醇。香菇中含有嘌呤、膽鹼、酪氨酸以及某些核酸物質，能起到降血壓、降膽固醇、降血脂的作用，可預防動脈硬化、肝硬化等疾病。

特別提示

痛風病人不宜吃香菇，痛風主要是尿酸增加，嘌呤代謝紊亂，而香菇中含有豐富的嘌呤，會增加血液中的尿酸。

營養搭配

香菇 ＋ 油菜 ＝ 營養更全面

油菜富含膳食纖維和維他命，但缺乏蛋白質，而香菇蛋白質的含量不低，並含有豐富的礦物質和微量元素。兩者搭配食用，營養更全面，能滿足人體對營養的需要。

這樣吃更健康

1. 香菇不宜在水裡浸泡過長時間，稍微泡過，用清水沖淨即可，否則營養素會流失。

2. 泡發香菇的水不要丟棄，留待備用，很多營養物質都溶在水中。

藥用祛病方

方 1 香菇紅糖水→胃痛

將 50 克香菇洗淨，焙乾，研成末，每次用 1.5 ～ 3 克，在飯前用紅糖水送服。可緩解胃痛。

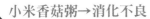

方2　小米香菇粥→消化不良

取 50 克小米淘洗乾淨；取 50 克鮮香菇洗淨，切絲；鍋置火上，加入適量清水燒開，下入小米大火燒開後轉小火煮成稀粥，加香菇絲煮熟即可，每日分 3 次服用。持續食用，消化不良會有所好轉。

方3　香菇汁→感冒

將 25 克乾香菇清洗乾淨。鍋置火上，加入適量的水，將香菇放入鍋中，用小火煎 2 小時左右，當水剩一半後即可，等水涼後，將香菇擠乾，把煎汁倒入瓶內，冷凍保存，分 2～3 天飲完。連飲數天，感冒發熱、咳嗽等症狀就能減輕直至消失。

方4　香菇燉鯽魚→濕疹

取 4 朵鮮香菇擇洗乾淨，撕成小朵；鯽魚去鱗，除鰓和內臟，洗淨。鍋置火上燒熱，倒入植物油，放入鯽魚兩面略煎，淋入適量清水，下入香菇、蔥花燉至鯉魚熟透，加鹽調味後食用。能起到透疹作用，可用於疹出不暢。

方5　香菇牛肉粥→慢性胃炎

取香菇（切絲）60 克，白米 50 克，牛肉丁 30 克；鍋置火上，加入適量清水，將所有材料倒入鍋內煮至粥熟，加適量鹽調味即可，1 日內分次食完。堅持食用，有助於改善噁心、食欲減退、胃脘部脹滿和疼痛等慢性胃炎的症狀。

方6　醋醃香菇→高膽固醇

將 300 克乾香菇洗淨，放入盛器內，倒入適量的醋，放入冰箱冷藏 1 個月後取出食用，每日 3～4 朵。可以降低血液中膽固醇的含量。

方7　蒸香菇→夜尿頻多

取 60 克香菇和 10 顆紅棗洗淨，加 40 克冰糖和適量水，同置蒸鍋上，蒸熟後於每日早晚各服食 1 次，連吃 1 週為 1 個療程。可改善夜尿頻多。

方8　香菇酒→頭痛

鍋置火上，加入適量水，將 30 克乾香菇清洗乾淨放入鍋內，加入適量白酒同煮，香菇煮熟即可。1 天 2 次飲完，頭痛症狀就會減輕。

方9　紫菜白蘿蔔湯→甲狀腺腫大

將 30 克紫菜泡洗乾淨，1 個白蘿蔔洗淨切成小塊。鍋置火上，加適量清水，將紫菜、白蘿蔔、3 克陳皮放入鍋中煮，做湯服用，每日 1 次。持續服用一段，甲狀腺腫大症狀會減輕。

美食養生堂

香菇油菜

材料 油菜 300 克、香菇 50 克。

調料 鹽、醬油、白糖、太白粉、味精、植物油各適量。

做法

1. 油菜擇洗乾淨，瀝乾；香菇用溫水泡發，去蒂，擠乾水分，切丁。

2. 炒鍋置火上，倒油燒熱，放入油菜，並適量加鹽，翻炒片刻，盛出待用。

3. 另一鍋置火上，倒油燒至五成熱，放入香菇丁均勻翻炒，然後調入鹽、醬油、白糖炒至香菇熟。

4. 最後用太白粉勾芡，味精調味，放入炒熟的油菜翻炒均勻即可。

功效 香菇油菜含有豐富的鈣、鐵、維他命 C、維他命 K、維他命 B2 及胡蘿蔔素，對口腔炎症、牙齦出血、皮膚乾癢均有防治療效。

草菇

排毒，防癌抗癌

性味歸經 | 性寒，味甘，歸脾、胃經。

適宜人群 | 女性　　男性　　少年兒童　　老年人
糖尿病患者　　體質虛弱者　　癌症患者

營養成分 | 蛋白質、膳食纖維、維他命 D、硒、鉀等。

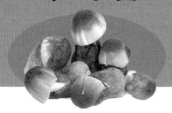

保健功效

1. 增強人體免疫力。相對於其他菇類，草菇的維他命 C 含量較高，能促進人體新陳代謝，提高身體免疫力。

2. 防癌抗癌。草菇中含有一種異種蛋白，可消滅體內癌細胞。

3. 排毒。如果鉛、砷、苯進入人體時，可與草菇結合，隨小便排出。

特別提示 草菇性寒，畏寒肢冷、脾胃虛寒及大便溏稀者應少吃。

營養搭配 草菇 + 綠花椰菜 = **增強防癌、抗癌功效**

草菇中含有的多醣能使人體對腫瘤產生免疫力，抑制腫瘤細胞生長，與同樣具有抗癌功效的綠花椰菜一起食用，能增強防癌和抗癌的效果。

這樣吃更健康

清洗草菇不宜浸泡時間過長，不然營養素會流失。

藥用祛病方

方1 鹽水煮草菇→壞血病

鮮草菇 250 克，洗淨；鍋置火上，加入適量清水煮沸，加入草菇和少量鹽，煮到草菇熟透即可，喝湯吃草菇，每日 1 次。堅持食用，有助於改善全身乏力、精神抑鬱、營養不良、牙齦腫脹、出血等壞血病症狀。

方2 草菇瘦肉湯→慢性腎炎

鍋置火上，加入少許植物油，將 100 克瘦豬肉倒入鍋內稍炒片刻，加入適量清水煮沸，將草菇 200 克放到鍋內煮至熟透即可，每日 1 次。持續食用，可以消除由腎炎引起的水腫。

方3 草菇粥→消化不良

鍋置火上，加入適量清水，倒入淘洗好的 20 克白米煮沸，加入洗好的 200 克草菇煮至粥成即可，每日 1 次。連續數日，腹脹、食欲不振等消化不良症狀就會減輕。

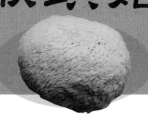

猴頭菇

增強身體免疫功能

性味歸經 | 性平，味甘，歸胃、脾經。

適宜人群 | ●女性 ●男性 ●少年兒童 ●老年人 ●胃腸病患者 ●體質虛弱者 ●腦力勞動者

營養成分 | 高蛋白、低脂肪，富含多種維他命和礦物質。

保健功效

1. 增強免疫功能。猴頭菇所含的猴頭菌多醣可提高身體巨噬細胞的吞噬功能，並能促進脾淋巴細胞的增殖。

2. 防癌抗癌。猴頭菇能抵制癌細胞生成，預防消化道癌症和其他惡性腫瘤。

3. 預防消化道疾病。猴頭菇可以有效預防消化道疾病，比如慢性胃炎、胃癌、食道癌、胃潰瘍、十二指腸潰瘍。

4. 預防老年癡呆。近年日本學者提出，猴頭菇可促進腦神經細胞生長和再生，對預防和治療老年癡呆症有良好效果。

特別提示 乾猴頭菇適宜用水泡發而不宜用醋泡發。

營養搭配

猴頭菇 ＋ 雞肉 ＝ 滋補強身

猴頭菇可以增加身體免疫力，雞肉蛋白質含量較高，且易被人體吸收和利用，兩者搭配，可以滋補強身，適合體質虛弱者食用。

這樣吃更健康

猴頭菇要做得軟爛如豆腐，其營養成分才能較好地釋出，易於人體吸收。

藥用祛病方

方 1 **水煮猴頭菇→慢性肝炎**

取 75 克鮮猴頭菇，清洗乾淨；鍋置火上，加入適量清水，將猴頭菇放入鍋中煮熟即可，喝水吃猴頭菇，早晚分食。連服 2 個月，有助於改善疲倦、食欲不振、腹脹等慢性肝炎症狀。

黃酒煮猴頭菇→消化不良

取猴頭菇 60 克，清洗乾淨；用溫水將猴頭菇泡軟，切成薄片；鍋置火上，加入適量清水，將猴頭菇放入鍋內，加入少許黃酒，煮至猴頭菇熟透即可，1 次食完，每日 2 次。連續數日，由消化不良引起的食欲不振、腹脹等症狀就會減輕。

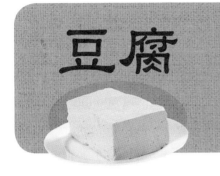

豆腐

降低血液中的膽固醇

性味歸經 | 性寒，味甘，歸脾、胃、大腸經。

適宜人群 | ◆女性 ◆男性 ◆少年兒童 ◆老年人 ◆體質虛弱者

營養成分 | 蛋白質、維他命 E、鈣、磷、鐵、異黃酮等。

保健功效

1. 健腦強骨。豆腐中含有豐富的大豆卵磷脂，有益於神經和大腦的生長發育；豆腐中的鈣對牙齒骨骼的生長發育有益。

2. 預防心血管疾病。豆腐中的植物蛋白可以降低血清膽固醇，還可以保護血管，有利於預防心血管疾病。

3. 預防癌症。豆腐中含有一種植物雌激素，可以減少乳腺癌和前列腺癌的發生機率。

特別提示

1. 豆腐性寒，脾胃虛寒、經常腹瀉便溏者忌食。

2. 豆腐消化慢，小兒消化不良者不宜多食。

3. 豆腐含嘌呤較多，嘌呤代謝失常的痛風病人、血尿酸濃度增高的患者及慢性腎病患者不宜食用。

營養搭配

豆腐 ＋ 魚 ＝ 截長補短

豆腐含鈣量較多，而魚肉中維他命 D 含量豐富，可使人體對鈣的吸收率提高很多倍。

這樣吃更健康

豆腐宜現吃現買，存放時間不宜長，以免豆腐中的脂肪被氧化，損失營養。

藥用祛病方

 白糖蒸豆腐→感冒
豆腐 100 克放在碗內，撒上適量白糖；鍋置火上，加入適量清水，將豆腐放在鍋上蒸。晚上睡前食用。連續數日，感冒症狀就會好轉。

 鮮豆腐片→輕度凍傷
鮮豆腐適量，將豆腐切片貼在患處，用紗布包好，乾了即換。連續 2 到 3 次，因凍瘡引起的皮膚腫脹、發癢症狀就會減輕。

 石膏豆腐湯→胃熱牙痛、口瘡
取生石膏 50 克，放入鍋中，加水煎約 1 小時後，加入洗淨的 200 克豆腐再煮 30 分鐘，加少量鹽調味，喝湯吃豆腐，每日 2 次。可緩解胃熱引起的牙痛、口瘡症狀。

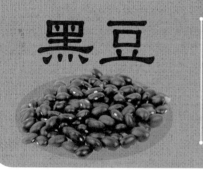

黑豆

延年益壽，美容養顏

性味歸經 | 性平，味甘，歸脾、腎經。

適宜人群 | 女性　男性　少年兒童　老年人
　　　　　　 身體虛弱者

營養成分 | 蛋白質、維他命 E、鋅、銅、鎂、硒、花青素（抗氧化劑）等。

 保健功效

1. 抗老防衰。黑豆富含維他命 E、花青素及異黃酮，這些成份具有抗氧化能力。

2. 預防便秘。黑豆中的膳食纖維可以幫助腸道蠕動，使體內脹氣與毒素順利排除，能改善便秘狀況。

3. 健腦益智。黑豆中所含的鈣、磷可以防止大腦老化遲鈍，產生健腦益智的作用。

4. 美容護髮。黑豆中豐富的維他命 E，具有很好的美容功效，並能烏髮，防治白髮早生。

 特別提示

1. 黑豆屬於高嘌呤、酸類食物，對痛風病人無好處，應儘量少吃或不吃。

2. 黑豆會引起腹瀉，消化功能不良者不宜多食。

黑豆 ＋ 枸杞 ＝ 健腦明目

黑豆具有健腦益智的功效，枸杞可以緩解眼睛疲勞、視力模糊，兩者搭配，非常適合青少年和經常面對電腦的上班族食用。

這樣吃更健康

黑豆宜煮著吃或打成豆漿飲用，能更好地吸收黑豆中的營養。黑豆不宜炒著吃，因為熱性大，多食易上火。

 藥用祛病方

方1 **鹽拌黑豆→脫髮**

鍋置火上，加適量清水，將洗好的 500 克黑豆放入鍋中用小火熬煮，熬到水盡豆粒飽脹，取出黑豆放在盤子上晾乾，撒上少許細鹽。每日吃 6 克或稍多，1 日 2 次，溫開水送下。持續食用，對治療脫髮很有效果。

方2 **黑豆酒→頭痛**

鍋置火上，將 250 克黑豆放入鍋內炒熟，趁熱用黃酒 500 克浸泡數日，每次服用 1 酒盅或半酒盅。每日 1 ～ 2 次。連續數日，頭痛症狀就會減輕直到消失。

方3 **醋泡黑豆→高血壓**

將 200 克黑豆清洗乾淨，浸泡在 500 克醋中一週後食用，每次嚼服 30 粒，1 日 3 次。有助於保持血壓穩定。

方4 **山楂黑豆酒→壞血病**

將 120 克山楂搗碎去籽，120 克黑豆研末；鍋置火上，加適量清水，將山楂、黑豆、120 克白糖倒入鍋內煮沸，最後加入 60 克黃酒，1 次服下，每日 1 次。連續服用數日，有助於改善全身乏力、牙齦出血、皮膚瘀斑等壞血病症狀。

方5 **黑豆木瓜湯→風濕性關節痛**

黑豆 100 克泡洗乾淨，生薑 100 克洗淨切片，木瓜 60 克洗淨去籽切塊；鍋置火上，加適量清水，將黑豆、薑片和木瓜放入鍋中煮，煮至豆爛，喝湯吃豆、木瓜，1 日 1 次。連服 3 ～ 5 次，關節疼痛感就會減輕直到消失。

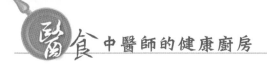

方6 水煮三豆皮→慢性濕疹

黑豆皮、蠶豆皮、扁豆皮各 125 克。鍋置火上,加水 2,500 毫升,將所有豆皮放入鍋內煎沸 25 分鐘後離火待溫,然後用消毒藥棉蘸浸上述煎液濕敷患處,一日 2 次,一劑可用 3 ～ 4 天。持續使用,有助於改善皮膚紅腫、糜爛等慢性濕疹症狀。

方7 黑豆瘦肉湯→慢性腎炎

黑豆 100 克,瘦豬肉絲 50 克;鍋置火上,加入適量清水,將泡洗好的黑豆與肉絲一同放入鍋內同煮 40 分鐘,分兩次食用,早晚各一次。持續食用,由慢性腎炎引起的水腫就會消失。

美食養生堂

海帶燉黑豆

材料 水發海帶 200 克、 黑豆 100 克、 瘦豬肉 100 克。

調料 薑片、蔥段、鹽,香油各適量。

做法
1. 將黑豆洗淨,去雜質;瘦豬肉洗淨,切成方塊;將海帶洗淨、切絲。

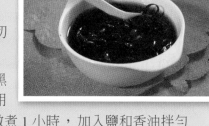

2. 鍋置火上,注入適量清水,將海帶、黑豆、瘦豬肉、薑片、蔥段放入鍋內;用大火將水燒沸,撇去浮沫,再用小火燉煮 1 小時,加入鹽和香油拌勻即可。

功效 活血利水,可作為肝硬化腹水的日常保健食譜。

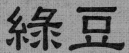

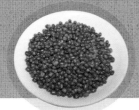

清熱解毒，利水消腫

性味歸經 | 性涼，味甘，歸心、胃經。

適宜人群 | ●女性　●男性　●少年兒童　●老年人
　　　　　　 ●身體虛弱者

營養成分 | 蛋白質、澱粉、胡蘿蔔素、維他命 B1、維他
　　　　　　 命 B2、煙酸及鈣、磷、鐵等。

保健功效

① 清熱解毒、消腫利便。中醫認為，綠豆性涼，具有清熱解毒、消暑解渴等功效。

② 降血脂。綠豆中含有一種球蛋白和多醣，能促進體內膽固醇在肝臟分解成膽酸，從而產生降血脂的功效。

③ 保肝護腎。綠豆含有豐富的胰蛋白酶抑制劑，可以保護肝臟，還可減少蛋白分解，從而保護腎臟。

④ 抗菌抑菌。綠豆對葡萄球菌以及某些病毒有抑制作用。

特別提示

① 綠豆具有解毒的功效，體質虛弱和正在吃中藥的人不要多吃。

② 綠豆性涼，脾胃虛寒、腎氣不足、腰痛的人不宜多吃。

營養搭配

百合 ＋ 綠豆 ＝ 清熱解毒

百合具有清火潤肺的功效，而綠豆最明顯的功效是清熱解毒、消腫利便，兩者搭配，非常適合夏季飲用。

這樣吃更健康

① 煮綠豆忌用鐵鍋，因為豆皮中所含的單寧質遇鐵後會發生化學反應，生成黑色的單寧鐵，並使綠豆的湯汁變為黑色，影響味道及人體的消化吸收。

② 綠豆不宜煮得過爛，以免使有機酸和維他命遭到破壞，降低清熱解毒功效。

藥用祛病方

方1 綠豆煮白菜心→腮腺炎

取綠豆 100 克，放入鍋中加水煎煮，煮至爛時，放入白菜心兩個，再煮 15 分鐘，取汁液趁熱服用，1 次飲完，每日 2 次。連續數日，腮腺局部紅、腫、痛、熱等症狀就會減輕直到消失。

方2 綠豆紅棗羹→血小板減少

取綠豆、紅棗各 50 克洗淨，鍋置火上，加入適量清水，將綠豆和紅棗一同入鍋煮至綠豆開花，加適量紅糖調味服用。每日 1 次，15 天為 1 療程。連續 2 個療程，由血小板減少引起的出血、瘀斑等紫斑症狀就會減輕直到消失。

方3 冰片拌綠豆皮→燒燙傷

取綠豆皮 30 克、冰片 1 克，鍋置火上，將綠豆皮放入鍋內炒黃，取出加冰片共研細末，外敷患處，每日分 2 次敷用。連續數日，皮膚疼痛就會減輕直到消失。

方4 綠豆牛奶面膜→祛斑美白

取適量綠豆粉，用牛奶拌糊狀，每日敷在臉上半小時。持續使用，可去斑美白。

方5 綠豆花椒末→腹痛腹瀉

取綠豆、胡椒各 10 克，一同研末，每次服用 5～10 克，每日 3 次，用溫開水送服。連續數天，腹痛腹瀉的症狀就會減輕直到消失。

方6 綠豆薏仁汁→皮膚炎

取綠豆 60 克、生薏仁 30 克淘洗乾淨，砂鍋置火上，加入適量清水，將淘洗好的綠豆和薏仁放入鍋內煮爛，最後加入白糖調味，1 次吃完，每日 2 次。連服 3～5 天，皮膚搔癢、起水泡、紅潮等皮膚炎症狀就會減輕直到消失。

方7 綠豆酸梅飲→血脂異常症

鍋置火上，加入適量清水，將綠豆 100 克、酸梅 50 克放在鍋內煮爛，最後加入白糖 30 克調勻，放冷後飲食，每日 1 次。持續食用，有助於降低血脂。

方8 米醋調綠豆粉→跌打損傷

取適量綠豆粉，用適量米醋調勻後外敷患處，每日換藥二次。連續數天，有利於皮破肉裂、疼痛、瘀血等症狀的緩解。

方9 綠豆湯→中暑

取綠豆 60 克淘洗乾淨，鍋置火上，放入適量清水，將綠豆放入鍋內，用大火煮熟即可，喝湯吃綠豆，每日 1 次。夏季常喝可預防中暑。

方10 香油調綠豆粉→皮膚搔癢

取綠豆粉適量，鍋置火上，將綠豆粉放入鍋內炒黃，倒入香油調勻，外敷患處，每日 2 ～ 3 次。連續數日，皮膚的搔癢感就會減輕。

美食養生堂

綠豆瓜皮粥

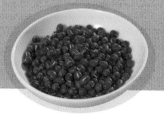

材料 白米、西瓜皮各 100 克，綠豆 25 克。

做法
① 綠豆挑去雜質，用清水浸泡 6 ～ 12 小時，洗淨；白米淘洗乾淨；削去西瓜皮的綠皮，片去紅瓤，洗淨，切丁。

② 鍋置火上，倒入白米和綠豆，加適量清水大火煮沸，轉小火煮成白米和綠豆熟爛的稠粥，放入西瓜丁煮 5 分鐘即可。

功效 清熱去火，可改善上火引起的牙痛、便秘等症狀。

紅豆

有效祛除水腫

性味歸經 | 性平，味甘、酸，歸心、小腸經。

適宜人群 | 女性　男性　少年兒童　老年人　體質虛弱者　水腫者　哺乳期婦女

營養成分 | 蛋白質、澱粉、膳食纖維、維他命 B1、維他命 B2、煙酸、鈣、鐵等。

保健功效

① 利尿消腫。紅豆含有較多的皂角苷，可刺激腸道，具有良好的利尿作用，能解酒、解毒、消腫。

② 潤腸通便。紅豆含有較多的膳食纖維，具有良好的潤腸通便功效。

③ 催乳。紅豆富含葉酸，有催乳的功效，產婦、乳母宜多吃紅豆。

④ 補血養顏。紅豆中豐富的鐵質能補血、促進血液循環，讓人氣色紅潤。

特別提示
紅豆具有利尿的功效，尿頻的人不宜多食。

營養搭配
紅豆 ＋ 薏仁 ＝ 利水消腫
紅豆和薏仁都具有利水消腫的功效，兩者搭配食用，利水消腫的效果會更明顯。

這樣吃更健康

紅豆不易煮熟，應提前一晚浸泡，然後用泡過紅豆的水放在鍋裡一起煮，既易煮熟，又不損失營養。

藥用祛病方

方1 鯉魚紅豆湯→肝硬化腹水

取 100 克紅豆淘洗乾淨，用清水浸泡 6～8 小時；鯉魚去鱗，除鰓和內臟，洗淨；鍋置火上燒熱，倒入植物油，放入鯉魚，兩面略煎，放入砂鍋中，倒入紅豆和沒過鍋中食材的清水，大火燒開後轉小火煮至紅豆爛熟，加少許鹽調味即可；將豆、魚和湯分數次吃下，每日或隔天 1 次。連續食用，以治癒為度。

方2 紅豆冰片膏→腮腺炎

將 100 克紅豆粉和 2 克冰片一同研成細粉，用適量黑墨汁將細粉調成膏狀塗抹在布上，將布貼在患處，用膠布固定，每日 1 次。連用 4～6 日，由腮腺炎引起的腫脹疼痛感就會減輕直到消失。

方3 紅豆湯→乳汁量少

取紅豆 200 克，泡洗乾淨；鍋置火上，加入適量清水，放入紅豆煮至豆爛湯濃，吃豆喝湯，每日 1 次。連用 5 日，乳汁量少的狀況就會得到改善，乳汁會慢慢增多。

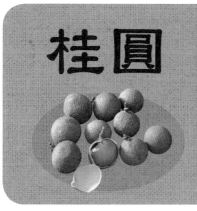

桂圓

補血安神，補養心脾

性味歸經 | 性溫，味甘，歸心、脾經。

適宜人群 | ● 女性　● 產後婦女體虛者　● 男性
● 少年兒童　● 老年人　● 貧血
● 體質虛弱者、神經衰弱、記憶力減退者
● 頭暈失眠者

營養成分 | 糖類、胡蘿蔔素、維他命 B2、鉀、鎂、鈣、鐵等。

保健功效

1. 預防子宮癌。研究發現，桂圓對子宮癌細胞的抑制率超過 90%，婦女更年期容易發生子宮腫瘤，適當吃些桂圓會有利健康。

2. 補氣養虛。桂圓的糖分含量很高，且含有能被人體直接吸收的葡萄糖，體弱貧血、年老體衰、久病體虛者經常吃些桂圓很有補益。

3. 健腦益智。桂圓中含有膽鹼，可以促進腦發育和提高記憶能力。

特別提示

桂圓性熱，不宜多食，不然會上火。

營養搭配

桂圓 ＋ **人參** ＝ **增強體力**

桂圓和人參都具有滋養強壯的功效，二者搭配食用，可產生保暖身體、增強體力的作用。

這樣吃更健康

桂圓易變質，不宜存放過久，購買後最好儘快食用。

藥用祛病方

方1

桂圓水→失眠

取鮮桂圓 10 個，去皮取果肉；鍋置火上，加適量清水，將桂圓肉放入鍋中，煮 30 分鐘，喝水吃果肉，每晚睡前食用 1 次。持續食用，失眠狀況就會消失。

方2

蜂蜜拌桂圓紅棗→虛寒性皮膚搔癢

將桂圓肉 20 克、紅棗 12 顆、蜂蜜 30 克放入碗內，放在鍋內隔水蒸至棗爛即可，中午晚上各 1 次。連續數日，虛寒引起的皮膚搔癢感就會減輕直到消失。

方3 桂圓生薑湯→脾虛泄瀉

鍋置火上，加入適量清水，將桂圓乾 14 個、生薑 3 片放入鍋中煮，喝湯吃桂圓乾，每日 1 次。連續數日，由脾虛導致的泄瀉就會減輕直到消失。

方4 桂圓豬肉粥→更年期症候群

鍋置火上，加適量清水，將桂圓 25 克、去心蓮子 15 克、瘦豬肉絲 70 克、淘洗好的白米 50 克放入鍋內煮粥食用，一次服完，每日早晚各 1 次。持續食用，有助於改善頭暈目眩、腰酸背痛等更年期症狀。

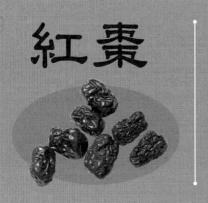

紅棗

保護肝臟，預防結石

性味歸經 | 性平、溫，味甘，歸脾、胃經。

適宜人群 | 女性　男性　少年兒童　老年人
體質虛弱者　慢性肝病肝硬化者
氣血不足、心悸失眠者
脾胃虛弱、食欲不振者

營養成分 | 糖類、維他命 C、維他命 P、鉀、鈣、鐵、鎂及黃酮類化合物。

保健功效

1 預防結石。紅棗中豐富的維他命 C 能使體內多餘的膽固醇轉變為膽汁酸，膽固醇少了，結石形成的機率也就隨之減少。

2 防治骨質疏鬆症和貧血。紅棗中富含鈣和鐵，它們對防治骨質疏鬆症及貧血有重要作用。

3 降血壓。紅棗中所含的維他命 P，可以產生降低血壓的作用，對高血壓病有防治功效。

4 保護肝臟。紅棗中的果糖、葡萄糖、寡糖、酸性多醣都有保肝護肝的作用。

5 防治心血管病。紅棗中含有豐富的維他命 C、維他命 P，能維持血管壁彈性，預防動脈粥樣硬化。

特別提示 紅棗雖然可以經常食用，但一次最好別超過 20 顆，吃得過多會有損消化功能，引發便秘。

營養搭配　紅棗 ＋ 穀類 ＝ 補脾益胃

紅棗養氣補血，與穀類一同做成粥，營養很容易被人體吸收，並減輕胃的消化負擔，非常適合脾胃虛弱者食用。

這樣吃更健康

① 棗皮中的營養也很豐富，燉湯時應連皮一起烹調。

② 由於棗皮容易滯留在腸道中不易排出，因此吃紅棗時應細細咀嚼。

藥用祛病方

方 1　橘皮泡紅棗→食欲不振

將紅棗 10 顆（炒焦）和橘皮 10 克一同放入保溫杯內，用沸水沖泡 10 分鐘，飯前飯後代茶飲。連服數日，食欲不振的狀況就會得到改善。

方 2　紅棗枸杞煮雞蛋→神經衰弱

取紅棗 10 顆、枸杞 15 克，鍋置火上，加入適量清水，將紅棗和枸杞放入鍋中煮 30 分鐘，再將 1 個雞蛋磕入鍋中煮熟即可，雞蛋、紅棗、枸杞吃掉，湯喝完，每日 2 次。連續數日，精力不足、萎靡不振、記憶力減退等神經衰弱症狀就會得到改善。

方 3　紅棗綠豆飲→貧血

取紅棗、綠豆各 50 克泡洗乾淨，鍋置火上，加入適量清水，將紅棗和綠豆一同放入鍋內煮，煮至豆爛即可，最後加入適量紅糖服用，每日 1 次，15 天為一療程。連續數個療程，由貧血引起的氣血不足症狀就會得到好轉。

方 4　紅棗膏→病後體虛

取鮮棗 500 克洗淨，去核；鍋置火上，加入適量清水，將棗放入鍋內煮爛，直到熬成膏狀關火，加入白糖 500 克，攪拌均勻，1 日分 1 ～ 2 次吃完。連續 15 ～ 30 天，有助於改善病後體虛的症狀。

方 5　紅棗湯→過敏性紫斑

取紅棗 100 克，洗淨，加水適量，煎湯，吃棗喝湯，每日 3 次。連服 1 週，或至紫斑全部消失為止。

方 6 紅棗荔枝羹→腎虛尿頻

鍋置火上，加入適量清水，將紅棗 10 顆放在鍋內煮 20 分鐘，把棗撈出，去皮去核，製成棗泥，然後將荔枝 10 個剝皮去核取肉，與棗泥一同放入鍋內，加放少量清水用火略煮即可，每日 1 次。連續食用 1 個月，腎虛尿頻的症狀就會減輕直到消失。

方 7 酸棗→脫肛

取 300 克紅棗洗淨，鍋置火上，放入洗好的紅棗，淋入 500 毫升陳醋，小火煮至醋乾，吃棗，每次 30 克。經常食用，對脫肛有效。

美食養生堂

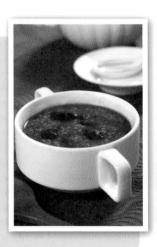

小米紅棗粥

材料 ▶ 小米 100 克、紅棗（乾）30 克、紅豆 15 克。

調料 ▶ 紅糖適量。

做法 ▶ 紅豆洗淨泡漲後，先加水煮至半熟，再放入洗淨的小米、紅棗（去核），煮至爛熟成粥，用紅糖調味即可。

功效 ▶ 補脾潤躁、寧心安神，能輔助治療失眠多夢、食欲不振、大便乾燥等症。

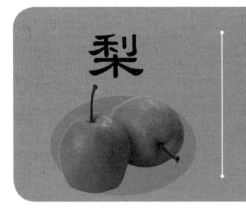

梨

去痰止咳，緩解秋燥

性味歸經 | 性涼，味甘、微酸，歸肺、胃經。

適宜人群 | ●女性　●男性　●少年兒童　●老年人　●體質虛弱者　●皮膚搔癢　●口鼻乾燥、乾咳少痰者、肝炎、肝硬化者

營養成分 | 糖類、膳食纖維、胡蘿蔔素、維他命 B2、維他命 C 及鉀、鎂等。

① 去痰止咳。梨所含的鞣酸能去痰止咳，對咽喉有養護作用。

保健功效

② 保護心臟。梨中含有豐富的維他命 B 群，它們可以保護心臟，減輕疲勞，增強心肌活力。

③ 保護肝臟。梨含有較多的糖類物質和多種維他命，易被人體吸收，對肝臟具有保護作用。

④ 防癌抗癌。食梨能防止動脈粥樣硬化，抑制致癌物質亞硝胺的形成。

特別提示

梨性寒涼，一次不宜吃得過多，否則會傷脾胃，特別是脾胃虛寒的人更應少吃。

營養搭配

梨 ＋ 蜂蜜 ＝ 緩解咳嗽

梨能清熱止咳，蜂蜜能潤肺止咳，二者搭配在一起吃，止咳的效果更好。

這樣吃更健康

脾胃虛弱的人吃梨可以把梨切成塊煮水食用，這樣可以保護脾胃。

藥用祛病方

方 1

梨膏→咽喉疼痛

取梨 5 個洗淨，切碎，搗爛，取其汁液；鍋置火上，加入適量清水，用小火熬至濃稠，加入適量蜂蜜，攪拌均勻並煎沸，待冷即可，放入冰箱保存。每次服 1 ～ 2 匙，溫開水沖服。連服數日，咽喉疼痛的症狀就會消失。

方 2

醋泡梨→消化不良

取梨 6 個，將梨皮去掉，浸入醋中，3 日後食用，每日早晚各吃一個。連服 3 天，消化不良引起的腹脹就會消失。

方 3

梨粥→食欲不振

取梨 2 個洗淨切塊，鍋置火上，加入適量清水，將梨放入鍋內煮，5 分鐘後關火，將梨塊取出。將適量白米淘洗乾淨，放入鍋中的梨水中，煮粥，每日早晚各 1 次。連續數日，食欲不振的狀況就會消失。

方 4

生梨→口腔潰瘍

每日早晚各吃一個生梨，慢慢嚥下，連續三四天，口腔潰瘍的創面就會癒合，疼痛感就會減輕至消失。

方5 蒸梨→感冒咳嗽

取梨 1 個洗淨，連皮切碎，放入碗內，加入適量冰糖；蒸鍋置火上，加適量清水，將碗放在鍋上蒸熟，每日 2 次。連服數日，由感冒引起的咳嗽、痰多就會減輕直到消失。

方6 梨皮→皮膚腫痛

將梨皮切下，洗淨搗爛，敷在患處，用紗布包好，每日 2 次。有助於減輕皮膚紅腫、疼痛等腫痛症狀。

方7 梨皮水→小便澀痛

取乾梨皮 60 克，鍋置火上，加入適量清水，將乾梨皮放入鍋中煎水，1 日分 3 次服用。連服 3 ～ 4 天，小便不暢、疼痛感就會消失。

方8 梨汁→皮膚無光澤

梨 1 個去皮切塊，搗碎取其汁，擦抹臉部，每日 1 ～ 2 次，7 天 1 療程。連續 3 ～ 4 療程，臉部皮膚就會光滑滋潤，有光澤。

方9 雪梨汁→醉酒

取雪梨 3 個，用榨汁機榨梨汁，酒醉時飲用。可以緩解由醉酒引發的胸悶難受、頭暈頭痛等不適症狀。

方10 雙皮飲→痢疾

鍋置火上，加入適量清水，將梨皮和石榴皮各 30 克放入鍋內煮沸 30 分鐘，喝湯，每日 1 次。連續數日，腹痛、大便出血等痢疾症狀就會減輕直到消失。

方11 山楂梨粥→小兒厭食

取雪梨 2 個洗淨，去核，去皮，切碎；山楂 15 克和白米 50 克洗淨；鍋置火上，將梨、山楂和白米加入鍋內一同煮粥，1 日 1 次。連服一週，孩子就會開始正常進食。

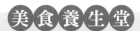

美食養生堂

薏仁雪梨粥

材料▶ 薏仁、白米各 50 克，雪梨 1 個。

做法▶ ① 薏仁淘洗乾淨，用清水浸泡 4 小時；白米淘洗乾淨；雪梨洗淨，去皮和蒂，除核，切丁。

② 鍋置火上，放入薏仁、白米和適量清水大火煮沸，轉小火煮至米粒熟爛的稀粥，放入雪梨丁煮沸即可。

功效▶ 清熱祛濕，潤肺生津，對小兒發熱、咽乾口渴都有幫助。

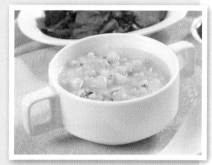

荸薺

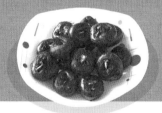

調節身體酸鹼平衡，抑菌排毒

性味歸經 | 性寒，味甘，歸肺、胃經。

適宜人群 | ●女性　●男性　●少年兒童　●老年人　●咳嗽多痰、咽乾喉痛者

營養成分 | 膳食纖維、胡蘿蔔素、維他命 B2、維他命 C、鈣、磷、鐵等。

保健功效

① 促進牙齒骨骼發育。荸薺中的磷含量比較高，能促進人體生長發育和維持生理功能的需要，對牙齒骨骼的發育有很大好處，同時可促進體內的糖、脂肪、蛋白質三大物質的代謝，調節身體酸鹼平衡。

② 抑菌防癌。英國研究學者發現荸薺中含有一種叫做「荸薺英」的物質，這種物質對金黃色葡萄球菌、大腸桿菌、產氣桿菌及綠膿桿菌均有一定的抑制作用，並且對癌腫也有防治作用。

③ 通便排毒。荸薺中含有較多的膳食纖維，可以加速腸道的蠕動，減少體內毒素在腸道內分解和停留的時間。

特別提示

荸薺性寒，脾胃虛寒者不要食用。

營養搭配 | 荸薺 + 香菇 = **調理脾胃**

荸薺具有消食除脹的功效，加速食物的消化；香菇可以補氣益胃。二者搭配同食，可以調理脾胃、清熱生津。

這樣吃更健康

由於荸薺生長在泥中，它的表皮附有細菌和寄生蟲，所以烹製前必須洗淨、去皮，最好用開水燙一下，這樣可以更好地產生殺菌的作用。

藥用祛病方

方1 荸薺酒→大便下血
取 60 克荸薺，去皮洗淨，放在碗裡搗爛取汁液；鍋置火上，將荸薺汁和適量米酒一同倒入鍋內煎熱；空腹服下，每日 1 次。連續數日，大便下血的症狀就會消失。

方2 荸薺梨湯→咽喉疼痛
取荸薺 5 個去皮洗淨，切塊；梨 1 個洗淨切塊；鍋置火上，加適量水，將荸薺塊和梨塊放入鍋內煮開後喝湯吃荸薺和梨，1 次吃完，每日 2 次。連續數日，咽喉疼痛的症狀就會減輕直到消失。

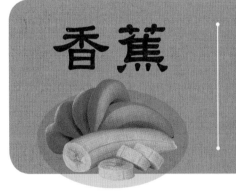

香蕉

消除疲勞，減輕壓力

性味歸經 | 性寒，味甘，歸肺、大腸經。

適宜人群 | ●女性 ●男性 ●少年兒童 ●老年人 ●便秘患者 ●腦力勞動者

營養成分 | 澱粉、糖類、維他命 A、維他命 B6、維他命 C、維他命 E 等。

保健功效

1 通腸潤便。香蕉中含有較豐富的膳食纖維，能夠促進胃腸蠕動，加快排便排泄。

2 消除疲勞。香蕉中富含微量元素鉀，具有消除疲勞、減輕壓力的功效。

3 防治胃腸潰瘍。香蕉中含有一種能夠預防胃潰瘍的化學物質，它能刺激胃黏膜細胞的生長和繁殖，產生更多的黏膜來保護胃。

特別提示

① 香蕉性寒滑腸，脾胃虛寒、便溏腹瀉者不宜多食、生食。

② 香蕉在 12℃～ 13℃的溫度下就能保鮮，所以不宜放在冰箱內保存，溫度太低會加速它腐爛。

 營養搭配

香蕉 ＋ 馬鈴薯 ＝ 預防腸癌

香蕉和馬鈴薯中都含有豐富的丁酸鹽，能抑制大腸中的細菌繁殖，是癌細胞生長的強效抑制物質，二者同食可有效地預防腸癌。

這樣吃更健康

① 因碰撞擠壓變黑的香蕉在室溫下很容易滋生細菌，最好丟棄，不要食用，以免影響健康。

② 不宜空腹吃香蕉，因為香蕉中含有較多的鎂元素，空腹食用會使人體中的鎂突然升高而對心血管產生抑制作用，不利於身體健康。

藥用袪病方

方 1 **燉香蕉→痔瘡出血**

鍋置火上，加入適量清水，將 2 根香蕉連皮放在鍋內燉熟，再連皮吃掉，每日 1 次，空腹食用。連續數日，由痔瘡而導致的大便出血就會好轉。

方 2 **香蕉汁→水燙傷疼痛**

將 1 根香蕉去皮，放在碗內搗爛，擠汁，塗敷在患處，每日 2 次。能緩解由燙傷導致的皮膚紅腫、疼痛等症狀。

石榴

預防動脈硬化，驅除體內寄生蟲

性味歸經 | 性溫，味甜、酸、澀，歸肺、腎、大腸經。

適宜人群 | 女性　男性　少年兒童　老年人　慢性腹瀉患者

營養成分 | 維他命 B1、維他命 B2、維他命 B6、維他命 E、維他命 C、鈣、磷等。

保健功效

1. 預防動脈硬化。以色列學者通過研究發現石榴汁可以減輕體內膽固醇的氧化過程，常飲石榴汁可預防動脈硬化。

2. 美容養顏。石榴汁中的維他命 C、維他命 B6、維他命 E 和葉酸的含量很高，可改善肌膚沉暗、枯黃狀態。

3. 收斂澀腸。石榴皮含有的生物鹼、蘋果酸等成分具有明顯的收斂作用，能夠澀腸止血，是治療痢疾、泄瀉、血便等病症的良品。

4. 驅蟲殺蟲。石榴皮以及石榴樹根皮均含有石榴皮鹼，對人體的寄生蟲有麻醉作用，是驅蟲殺蟲的良藥。

特別提示

1. 石榴性溫，多食會助火生痰。

2. 石榴含糖量多，並具有收斂作用，感冒及急性炎症、大便秘結患者要慎食，糖尿病患者要禁食。

營養搭配

石榴 ＋ 紅棗 ＝ 促進鐵吸收

石榴富含的維他命 C 能夠促進人體對紅棗中鐵的吸收。

這樣吃更健康

吃完味道較酸的石榴後要馬上漱口，不然所含的果酸會損傷牙齒。

藥用祛病方

方 1 生石榴→肺結核咳嗽

取未成熟的石榴 1 個，每日晚上臨睡前剝皮取果肉嚼服。連續數日，由肺結核引起的咳嗽就會減輕直到消失。

石榴蜜糖飲→小兒腹瀉

鍋置火上，加入 500 毫升的水，將石榴 2 個剝皮取果實，放入鍋內，用小火煎至水剩 150 毫升，關火，去渣取汁，加入少量蜂蜜調味，喝汁，一次飲完，每日 2 ～ 3 次。連續 2 ～ 3 天，腹瀉就會減輕直到消失。

 石榴水→口腔潰瘍

將 1 個酸石榴去皮後，連籽打碎，用開水浸泡過濾放冷，每日多次以石榴水含漱。連續數日，口腔潰瘍的創面即可癒合。

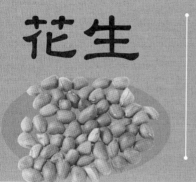

花生

健腦益智，補血又止血

性味歸經 | 性平，味甘，歸肺、脾經。

適宜人群 | ●女性　●男性　●少年兒童　●老年人　●食欲不振、咳嗽痰多者　●病後體虛者　●婦女產後乳汁不足者　●腳氣病患者

營養成分 | 蛋白質、脂肪、維他命 B1、維他命 B2、煙酸、維他命 E、維他命 K、卵磷脂、鋅、硒等。

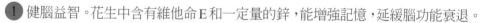

 保健功效

① 健腦益智。花生中含有維他命 E 和一定量的鋅，能增強記憶，延緩腦功能衰退。

② 止血。花生中的維他命 K 具有止血的作用，並且花生紅衣的止血作用比花生仁更高，對多種出血性疾病都有良好的止血功效。

③ 預防心血管疾病。花生中的有效成分具有保護血管、降低血壓和膽固醇、防止血管硬化等作用。

④ 預防腫瘤。花生中的微量元素硒和另一種生物活性物質白藜蘆醇可以防治腫瘤類疾病。

 特別提示

① 花生油脂含量較多，消化時會消耗膽汁，所以患膽道疾病的人不宜食用。

② 花生能增進凝血，促進血栓形成，血黏度增高或有血栓的人不宜食用。

 營養搭配

花生 ＋ 蝦仁 ＝ 強健骨骼、牙齒

花生富含磷，蝦仁富含鈣，磷和鈣是人體牙齒、骨髓的主要組成分。兩者搭配，會形成磷酸鈣，有助於骨骼、牙齒的發育。

這樣吃更健康

① 炒花生和油炸花生性質熱燥，多食容易上火，花生燉著吃最有營養，而且易消化，不會上火。

② 花生很容易被溶於水的強致癌物黃麴黴感染，所以烹調花生前要用流動的水浸泡、漂洗，這樣食用會更安全。

藥用祛病方

方1 花生百合湯→咳嗽痰多
取花生仁、蜂蜜、百合各 30 克；鍋置火上，加入適量清水，將泡洗好的花生、百合放入鍋內，加放蜂蜜一同煮，將花生煮熟即可；喝湯吃花生、百合，一次食完，每日 2 次。連服數日，咳嗽痰多的症狀就會減輕直到消失。

方2 花生煙→鼻竇炎
準備帶衣花生米 7～8 粒，放鐵罐內，上麵糊紙，中間開小孔，放在火爐上，當有煙從小孔冒出後，煙熏鼻孔，煙盡為止，每日 1 次。持續 30 日，由鼻竇炎引起的鼻塞、流鼻涕、頭痛等症狀就會消失。

方3 花生紅衣水→慢性氣管炎
將 100 克花生衣加水煎約 10 小時以上，去渣取汁，濃縮至 100 毫升，加白糖調味。每日服用 2 次，10 天為一個療程。

方4 醋泡花生→高血壓
花生米 150 克用水浸泡清洗乾淨，加入適量醋浸泡 7 天後食用。每晚睡前嚼服 10 粒。持續服用，有助於穩定血壓。

方5 生花生米→貧血
取 150 克生花生米，洗淨，瀝乾水分，每日分 3 次服用，連吃七天。有補血生血的功效，適合貧血患者食用。

方6 花生紅糖茶→慢性腎炎水腫
取花生 50 克浸泡清洗乾淨，鍋置火上，加入適量清水，將花生放入鍋內煮，同時加入適量紅糖，花生煮熟即可，喝湯吃花生，每日 1 次。持續食用，由慢性腎炎引起的水腫就會消失。

方7 花生油→胃潰瘍疼痛吐酸

每日早晨空腹服用花生油 2～4 湯匙，連服一週後，胃潰瘍引起的胃痛、反胃、吐酸水的症狀就會減輕直到消失。

美食養生堂

蹄筋花生湯

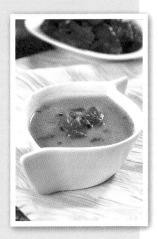

材料 豬蹄筋 500 克、花生米 50 克。

調料 蔥段、薑塊、鹽、料酒、胡椒粉、高湯各適量。

做法
1. 將花生米先泡 2 小時，去盡雜質後瀝乾水分。
2. 豬蹄筋放入鍋中，加適量水，上籠蒸 4 小時，待酥軟後取出，用冷水浸泡 2 小時，剝去外層筋膜，洗淨切成條備用。
3. 鍋置火上，加入高湯，將豬蹄筋、花生米、蔥段、薑塊、鹽、料酒一同入鍋燉至蹄筋熟爛，花生米酥軟，再去掉薑塊、蔥段，最後用胡椒粉調味即可。

功效 滋潤肌膚、填髓固齒，能保持皮膚的彈性，並預防牙齒鬆動及脫落。

芝麻

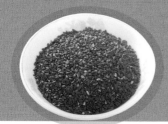

延緩衰老，養血駐顏

性味歸經 | 性平，味甘，歸肝、腎、肺、脾經。

適宜人群 | ●女性 ●男性 ●少年兒童 ●老年人 ●氣血不足者 ●少貧血者

營養成分 | 蛋白質、油酸、亞油酸、亞麻酸、維他命 B1、維他命 B2、維他命 E、煙酸、卵磷脂、鈣、鐵、硒等。

保健功效

① 延續衰老。黑芝麻中維他命 E 的含量很高，能促進細胞分裂，推遲細胞衰老。

② 養血駐顏。芝麻鐵含量較高，可以促進血蛋白的再生，還可以治療皮膚乾枯、粗糙、令皮膚細膩光滑、紅潤光澤。

③ 潤腸通便。芝麻是高膳食纖維的食物，可以促進腸胃蠕動，幫助人體順利排出廢物。

④ 預防動脈硬化。芝麻中的亞麻油酸能降低血液中膽固醇的含量，可以預防動脈粥樣硬化。

特別提示

芝麻如果保存不當，外表容易油膩潮濕，最好不要食用，以免對人體造成傷害。

營養搭配

芝麻 ＋ 檸檬 ＝ 預防貧血

芝麻含有鐵，檸檬富含維他命 C，兩者搭配可以促進人體對鐵的吸收，使臉色紅潤，預防貧血。

這樣吃更健康

很多人會將整粒的芝麻吃下去，然而這樣並不利於營養的吸收，因為芝麻仁外面有一層稍硬的膜，只有把它碾碎，其中的營養素才能被吸收。所以，最好將芝麻研碎後食用。

藥用祛病方

方 1　冰糖黑芝麻茶→乾咳少痰

將 250 克黑芝麻與 100 克冰糖共同搗爛，每次以開水沖服 20 克，每日早晚各一次。持續服用，乾咳少痰的症狀就會減輕直到消失。

方 2　黑芝麻核桃糊→便秘

將黑芝麻 30 克和核桃仁 30 克共同放在砧板上碾碎，然後放入碗內，加 20 克蜂蜜，用開水攪成糊狀，一次服下，每日 1 次。連續數日，大便就會通暢。

方 3　紅糖拌黑芝麻→血便

將 50 克黑芝麻炒焦，倒入杯內，加 50 克紅糖，倒入適量開水，攪拌均勻，一次飲完，每日 1 次。連續數日，大便出血的症狀就會減輕直到消失。

方 4　黃酒沖芝麻→風寒感冒

將 100 克芝麻研成粉末，用熱黃酒沖服，一日分 2 次飲完，每日 2 次。連續數日，由感冒引起的流鼻涕、頭痛等症狀就會減輕直到消失。

方 5　黑芝麻配何首烏→脫髮

將 200 克芝麻和 200 克何首烏共同研成細末，每日早晚用溫水各服 15 克。持續服用，脫髮的症狀就會好轉。

方 6　醋調黑芝麻→高血壓

將 35 克黑芝麻研末，倒入碗內，再加入適量醋、蜂蜜充分混勻，一日服完。每日 3 次，持續服用，有利於保持血壓穩定。

方 7　雞蛋沾芝麻→產後乳少

將 100 克芝麻炒香，加入適量食鹽，一同研成細末，將 2 個雞蛋煮熟沾芝麻末食用，每日 1 次。持續食用，乳汁就會逐漸增多。

方 8　香油調芝麻→燙火傷

將芝麻皮燒焦研末，用香油調拌均勻，塗在患處，用布包好，每日 2 次。持續使用，由燙傷引起的疼痛就會減輕，傷口也會慢慢癒合。

方 9　黃酒蒸芝麻→蕁麻疹

黑芝麻 9 克研碎，加白糖 9 克與適量黃酒一起調勻，放碗內於鍋上蒸半小時服食，每日 2 次，早晚空腹食用。連續數天，皮膚搔癢、紅斑的症狀就會減輕直到消失。

方 10　白酒泡芝麻核桃→慢性腰痛

取黑芝麻、核桃仁各 30 克洗淨，泡入 500 克白酒中，密封半個月飲用，每日飲酒兩次，每次服 15 克。持續服用，腰痛的感覺就會減輕直到消失。

美食養生堂

芝麻核桃粥

材料 ▶ 黑芝麻 20 克、核桃仁 30 克、白米 50 克。

調料 ▶ 白糖適量。

做法 ▶
① 將核桃仁和芝麻洗淨瀝乾，碾成末；白米淘洗乾淨，浸泡 30 分鐘。

② 鍋置火上，倒入適量的水煮沸，放入白米煮沸，改小火熬成粥，再放入核桃仁末、芝麻末熬煮至黏稠，加入適量白糖即可。

功效 ▶ 增強記憶力及延緩衰老，滋潤肌膚、烏黑頭髮，能夠防止老年癡呆症的發生。

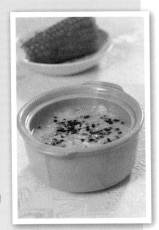

核桃

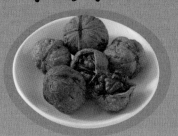

增強腦功能，提高記憶力

性味歸經 | 性溫，味甘，歸腎、肺、大腸經。

適宜人群 | 女性　　男性　　少年兒童　　老年人
肺腎兩虛、久咳久喘者　　年老腎虧、陽痿
遺精、腰酸腿軟者　　病後、產後體虛者

營養成分 | 蛋白質、脂肪、維他命 B2、維他命 B6、煙酸、維他命 E、卵磷脂、鈣、鐵、磷等。

保健功效

① 健腦益智。核桃中的磷脂和鋅，對腦神經有很好保健作用。

② 防治動脈硬化。核桃中含有的不飽和脂肪酸，可以降低膽固醇，防治動脈硬化。

③ 烏髮養顏。核桃仁含有的大量維他命 E，經常食用可以令皮膚滋潤光滑，富於彈性，也可以促進頭髮生長。

④ 鎮咳平喘。核桃仁的鎮咳平喘作用十分明顯，對慢性氣管炎和哮喘病有一定療效。

⑤ 補腎養陽。核桃有著很好的補腎填精功效，有助於改善腎虛狀況。

 特別提示 核桃火氣大，含油脂多，吃多了會令人上火和噁心，正在上火、腹瀉的人不宜吃。

 營養搭配

核桃仁 ＋ 黑芝麻 ＝ 延緩衰老

核桃仁有很好的補腦功效；黑芝麻中的維他命可以延緩衰老。兩者搭配，可增加皮脂分泌，改善皮膚彈性，保持皮膚細膩，延緩衰老，並迅速補充體力。

這樣吃更健康

有的人喜歡將核桃仁表面的褐色薄皮剝掉，這樣會損失掉一部分營養，所以不要剝掉這層薄皮。

藥用祛病方

 方 1 鹽水煮核桃→腎虛

鍋置火上，加入適量清水，再加入適量的鹽，把核桃仁 100 克放在鍋內熬湯，半個小時即可，喝湯吃核桃仁，每日 1 次。持續食用，有助於改善腰痛、遺精陽痿等腎虛症狀。

 方 2 蒸核桃柿餅→咳嗽

將 90 克核桃仁和 30 克柿餅一同放在碗內。蒸鍋置火上，將碗放在鍋內蒸，將核桃和柿餅蒸熟即可，1 日分 3 次食用。連續食用數日，咳嗽的症狀就會減輕直到消失。

 方 3 黃酒核桃泥→失眠

將 5 個核桃仁搗爛如泥，倒入鍋內，加入 30 克白糖和 50 毫升黃酒，調拌均勻，用小火煎 30 分鐘，每日 1 劑。持續食用，由腎虛引起的失眠狀況就會消失。

方 4 核桃粥→尿路結石

核桃仁 120 克，白米 100 克。鍋置火上，加入適量清水，白米淘洗乾淨，放入鍋內，同時加入核桃仁，煮成稀粥，即可分 1 ～ 2 次食用。持續食用，體內的結石就會減小直到消失。

方5 核桃生薑片→慢性氣管炎

核桃仁 2 個和生薑 2 片一同放入口中細細嚼食，每日早晚各 1 次。持續食用，有助於改善咳嗽、哮喘等慢性氣管炎病症。

方6 核桃泥→瘰腫

將適量核桃仁搗爛敷於患處，每日換藥 2 次。持續使用，皮膚紅腫、流膿、疼痛等症狀就會減輕直到消失。

方7 核桃雪梨湯→口腔潰瘍

取雪梨 40 克洗淨，去皮，切成片，和核桃仁 50 克一起放入鍋內，煮沸幾次至梨熟，調入蜂蜜，趁熱服下，每日 1 次。連服 3 天為 1 療程，可促進口腔潰瘍面的癒合，緩解疼痛，用於復發性口腔潰瘍。

美食養生堂

琥珀核桃

材料 核桃仁 500 克。

調料 熟白芝麻、白糖、植物油各適量。

做法

① 湯鍋內加適量水燒開，放入核桃仁煮 10 分鐘，撈出，瀝乾水分。

② 炒鍋放火上，倒入適量植物油燒至五成熱，放入核桃仁炸至金黃，撈出，瀝油。

③ 炒鍋內留少許底油，燒熱，放入白糖炒成糖汁，加核桃仁翻炒均勻，撒上熟芝麻，放涼即可。

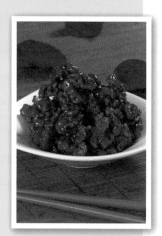

功效 補腎固精、溫肺定喘，輔助治療肺腎陽虛引起的氣弱、陽萎、遺精、小便頻數、咳嗽氣喘等症。

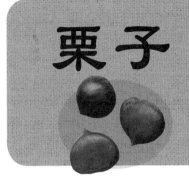

栗子

益氣補脾，健胃厚腸

性味歸經 | 性溫，味甘，歸脾、胃、腎經。

適宜人群 | ●女性　●男性　●少年兒童　●老年人
●老年腎虛、尿頻者　●老年氣管炎咳喘患者

營養成分 | 澱粉、脂肪、蛋白質、維他命 B 群、鈣、磷、鐵、鉀等。

保健功效

① 益氣補脾，健胃厚腸。栗子是碳水化合物含量較高的乾果品種，能供給人體較多的熱能，並能幫助脂肪代謝。

② 防治心血管疾病。栗子中含有豐富的不飽和脂肪酸、多種維他命和礦物質，可有效預防和治療高血壓、冠心病、動脈硬化等心血管疾病，有益於人體健康。

③ 強筋健骨，延緩衰老。鮮栗子含有豐富的維他命 C，能夠維持牙齒、骨骼、血管肌肉的正常功用，可以預防和治療骨質疏鬆症、腰腿酸軟、筋骨疼痛、乏力等，延緩人體衰老。

特別提示

① 栗子生吃難消化，熟食又易滯氣，所以一次不宜多食。

② 栗子富含碳水化合物，糖尿病患者不宜多食。

營養搭配

栗子 ＋ 柚子 ＝ 幫助口腔潰瘍面癒合

柚子維他命 C 含量高，栗子含有核黃素，有助傷口癒合。兩者搭配，對日久難愈的小兒口舌生瘡和成人口腔潰瘍有益。

這樣吃更健康

① 新鮮的栗子表殼具有光澤，如果外殼出現皺紋、表面失去光澤，則已經不新鮮，容易發霉，應該棄之不食，否則有可能引起中毒現象。

② 栗子含澱粉較多，不要飯後大量吃，這樣容易攝入過多的熱量，不利於保持體重，最好在兩餐之間把栗子當成零食，或做在飯菜裡吃。

藥用祛病方

方1 栗子糊→小兒虛寒性腹瀉

栗子 500 克，白糖適量。將栗子去皮殼，晾乾磨粉。取適量栗子粉加清水煮熟為糊，調入白糖即可。栗子糊具有健脾胃、厚腸道的功效，對於小兒虛寒性腹瀉有良好的治療作用。

方2 紅糖栗子泥→扭傷

栗子和紅糖適量共同搗爛敷於患處，每日 2 次。連續數日，扭傷疼痛的感覺和皮下瘀血的狀況就會減輕直到消失。

白果

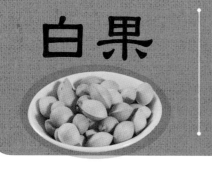

斂肺氣，定喘咳

性味歸經 | 性平，味甘、苦、澀，歸心、肺、腎經。

適宜人群 | ◎女性 ◎男性 ◎少年兒童 ◎老年人 ◎慢性氣管炎患者

營養成分 | 蛋白質、澱粉、脂肪、糖類、胡蘿蔔素、維他命 B2、鈣、磷、鐵、鉀、鎂等。

保健功效

❶ 抑菌殺菌。經實驗證明，白果有抑菌和殺菌作用，可用於治療呼吸道感染性疾病。

❷ 健腦益智。白果具有改善大腦功能、延緩老年人大腦衰老、增強記憶能力的功效。

❸ 止咳平喘。白果具有斂肺氣、定喘咳的功效，對於肺病咳嗽、老人虛弱體質的哮喘及各種哮喘痰多者均有輔助食療作用。

特別提示 白果一次不可吃多，多吃會引起中毒，五歲以下小兒忌食白果。

營養搭配

白果 ＋ 白米 ＝ 養胃護肺

白果具有斂肺氣的功效，白米可以和胃清肺，兩者搭配，適合肺病咳嗽的人食用。

這樣吃更健康

白果中含少量銀杏酸、銀杏酚和銀杏醇等有毒物質，生食或熟食過量都可能會引起中毒，為確保安全，最好把白果煮熟了再吃。

藥用袪病方

方 1 **白果泥→濕疹**

將適量的白果去殼煮熟，然後搗爛成泥狀，塗在患處，每日 2 次。持續塗抹，可減輕濕疹引起的紅斑、皮膚搔癢等症狀。

方 2 **白果冰糖湯→哮喘咳嗽**

鍋置火上，加入適量清水，將 30 克白果仁和 15 克冰糖一同放入鍋內煮，煮到白果仁熟透即可，喝湯吃白果，每日 1 次。連續食用數天，哮喘咳嗽的症狀就會減輕直到消失。

方 3 **熟白果仁→兒童遺尿**

取白果 5 個，連殼放在鍋裡煮熟後，剝皮取仁吃，每晚睡前一次吃光。連續 10 天，兒童夜晚尿床的症狀就會消失。

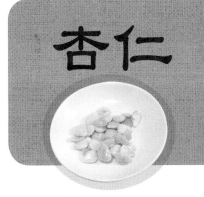

杏仁

鎮咳平喘，美容養顏

性味歸經 | 性溫、味辛、甘，歸肺、大腸經。

適宜人群 | 女性　男性　少年兒童　老年人　呼吸系統疾病患者

營養成分 | 蛋白質、脂肪、維他命 B2、維他命 E、鉀、鎂等。

保健功效

1. 預防心臟病。杏仁含有豐富的黃酮類和多酚類成分，不但能夠降低人體內的膽固醇含量，還能顯著降低心臟病和很多慢性病的發病危險。

2. 美容養顏，抗衰老。杏仁中含有的維他命 E 能促進皮膚血液微循環，可以消除色素沉著、雀斑、黑斑等，使皮膚紅潤有光澤，具有很好的美容效果。

③ 鎮咳平喘。杏仁分為甜杏仁和苦杏仁兩種，苦杏仁內含有的苦杏仁苷在體內能被腸道微生物酶水解，產生微量的氫氰酸與苯甲醛，對呼吸中樞有抑制作用，達到鎮咳平喘的作用。

 特別提示 每次食用杏仁不宜超過 12 克，因為杏仁有少量毒性，如果過量食用，輕者會發生肥胖現象，嚴重的會出現腹瀉，甚至中毒現象。

 營養搭配 | 杏仁 ＋ 牛奶 ＝ 提高免疫力
杏仁中的維他命 E 與牛奶中的蛋白質結合，可促進膠原蛋白的合成，消除疲勞，提高免疫力。

這樣吃更健康

生杏仁有毒，不宜生吃，如果將生杏仁在水裡浸泡幾天，不僅可以去除苦味，還可以去減少毒性，然後炒著或煮著吃，毒素已經被破壞了，吃了一般不會中毒。

藥用祛病方

 方1 雙仁糊→便秘
甜杏仁、核桃仁各 15 克。鍋置火上，二者微炒，共搗碎研細，加入適量白糖，分 2 次用開水沖調食用。連續數日，便秘症狀就會消失，大便通暢。

 方2 杏仁露→咳嗽痰多
將杏仁粉 15 克、白糖適量、牛奶 250 毫升加入鍋內，倒入適量清水煮沸，每日 1 次。可潤肺止咳，連續數日，咳嗽痰多的症狀就會減輕直到消失。

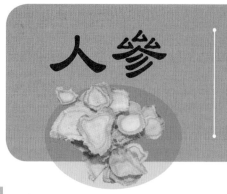

人參

大補元氣，抵抗疲勞

性味歸經 | 性微溫，味甘、微苦，歸脾、肺、心、腎經。

適宜人群 | ● 女性　● 男性　● 少年兒童　● 老年人

營養成分 | 人參皂苷、生物鹼、有機酸、胺基酸、維他命、糖類和微量元素等。

① 提高免疫力。人參具有大補元氣、強身健體、提高人體免疫力的作用，可以調節中樞神經系統，改善大腦的興奮與抑制過程，能提高腦力與體力勞動的能力，並有抗疲勞的作用。

保健功效

② 美容養顏。人參中的活性物質可以抑制黑色素的還原性能，使皮膚潔白光滑，是護膚美容的佳品。

③ 保護心臟。人參能夠改善心臟功能，增加心肌收縮力，減慢心率，對心臟功能、心血管、血流都有一定的影響。

④ 延年益壽。人參含有的人參皂苷可以刺激功能低下的生理系統，使其生理生化反應趨於正常，並阻止由於各種原因引起的惡性循環，以達到延年益壽目的。

特別提示

① 人參對大腦皮質有興奮作用，所以睡前不宜服用人參，有可能會導致失眠。

② 不可長期大量服用人參，否則會造成失眠、心悸、血壓升高等不良症狀。

營養搭配

人參 ＋ 烏骨雞 ＝ 氣血雙補

人參和烏骨雞都具有補血益氣的功效，兩者搭配，滋補功效會更明顯，適用於氣血兩虛、抵抗力低下者食用，尤其適合產後婦女食用。

這樣吃更健康

人參有多種吃法，可嚼食、磨粉、沖茶、泡酒、燉煮食品，其中用來熬湯，營養最容易被吸收。

藥用祛病方

方 1 人參粥→失眠多夢

將 10 克人參切成小塊，用清水浸泡 40 分鐘，放入砂鍋（或鋁鍋）內，先用大火煮開，後改用小火熬約 2 小時，再將 80 克白米洗淨放入參湯中煮成粥，早晚各食 1 次。持續食用，失眠多夢、心悸不寧的症狀就會減輕直到消失。

方 2 人參蓮子湯→記憶力減退

將人參 3 克和蓮子 10 個一同放入小碗內，加水泡發，再加入化開的冰糖水，蓋好，於蒸鍋上隔水蒸 1 小時，喝湯吃蓮子，人參一併嚼下，也可保留人參，再加入蓮子和冰糖水，繼續上鍋蒸 1 小時，然後一併吃下，2 天 1 次。持續食用，記憶力就會提高。

方 3 人參菊花飲→視力模糊

將人參 2 克和白菊 10 克一同泡水，每日飲用，具有清肝明目的功效。持續飲用，有助於改善視力模糊。

方 4 人參枸杞酒→腎虛

將人參 10 克切片焙乾，用紗布袋將之與枸杞 200 克、熟地黃 50 克裝在一個小袋子裡，放入盛有 4 升白酒（50 度）的器皿（瓷壇、玻璃壇最好）中，加蓋密封，浸泡 10 ～ 15 天（最好 2 日攪拌一次），待藥味變淡，去藥包，過濾備用；將冰糖 200 克放入炒鍋中，加水適量，熬至冰糖溶化，繼續加熱至溶液色黃，加入盛白酒的器皿中，攪勻靜置，過濾取澄清液飲用；每日 1 ～ 2 次，每次 15 ～ 30 毫升。持續飲用，有助於改善腰膝酸軟、四肢發冷、精神不振等腎虛症狀。

方 5 生薑蘸人參粉→脫髮

取鮮生薑一塊，切平；將適量人參研成粉末，用生薑斷面蘸人參粉末，不斷摩擦頭部落髮之處，每隔一天用 1 次。持續使用，能滋生頭髮，有助於落髮生長。

方 6 人參泥→瘡傷

鮮人參適量，先搗爛如泥，然後敷在患處，用紗布包好，乾了之後，換掉另取新鮮的人參泥敷上。如果用人參乾品，可以先將人參片加水煎過後，取人參汁服下，再將人參渣搗泥外敷。連續數日，瘡傷就會癒合。

美 食 養 生 堂

雞塊人參湯

材料 雞塊 500 克、人參 3 克。

調料 蔥段、薑塊、鹽、料酒各適量。

做法

① 雞塊洗淨，入沸水中焯透，撈出；人參洗淨。

② 砂鍋置火上，倒入適量溫水，放入雞塊、人參、蔥段、薑塊、料酒，大火燒開後轉小火燉至雞塊肉爛，用鹽調味即可。

功效 固脫生津、氣血雙補，適用於反胃吐食、大便滑泄、自汗、尿頻、消渴、婦女崩漏及產後氣血虛弱。

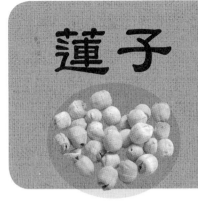

蓮子

強心降壓，滋養補虛

性味歸經 | 性平，味甘、澀，歸心、脾、腎經。

適宜人群 | ●女性　●男性　●青少年　●老年人
●體虛失眠、食欲不振者　●癌症患者
●女性脾虛腎虧、白帶過多者

營養成分 | 蛋白質、糖類、維他命 C、維他命 E、鈣、鎂、鉀等。

保健功效

1. 防癌抗癌。蓮子善於補五臟不足，通利十二經脈氣血，使氣血暢通，所含成分對鼻咽癌有抑制作用。

2. 強心降壓。蓮子心所含的生物鹼具有顯著的強心和降壓作用，所含的蓮心鹼則有較強抗心律不整的作用。

3. 滋養補虛、止遺澀精。蓮子中所含的棉子糖具有很好的滋補功效，適宜久病、產後或老年體虛者食用；所含蓮子鹼具有良好的止遺澀精作用。

特別提示

蓮子具有收斂的功效，大便乾燥者不宜多食。

營養搭配

蓮子 ＋ 花生 ＝ 幫助骨骼成長

蓮子中的鈣與花生中的維他命 K 結合，可強化人體對鈣的吸收，促進血液正常凝固，幫助骨骼生長。

這樣吃更健康

夏天吃火鍋容易上火，在底料內適當加入一些蓮子可以達到清熱去火的功效。

藥用祛病方

方1 蓮子粥→消化不良

取蓮子（去心）10 克，白米適量；鍋置火上，加入適量清水，將蓮子與白米一同放入鍋內煮粥，熟後加白糖食用，每日 1 次。持續食用，由脾胃虛弱所致的消化呆滯、噁心嘔吐等消化不良症狀就會減輕直到消失。

方2 蓮子心水→高血壓

將蓮子心 2 克用開水浸泡飲用，每日飲用。可降血壓，有利於保持血壓的穩定。

枸杞

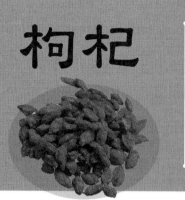

補肝明目，抵抗疲勞

性味歸經｜性平，味甘，歸肝、腎經。

適宜人群｜女性　男性　青少年　老年人
慢性肝病、脂肪肝患者
高血壓、高血脂、高血糖患者

營養成分｜蛋白質、糖類、胡蘿蔔素、維他命 B1、維他命 B2、維他命 C（鮮枸杞）和鈣、鐵、鉀等。

保健功效

1. 補肝明目。枸杞能使肝細胞新生，保護肝臟，預防脂肪肝、肝硬化；枸杞含有豐富的胡蘿蔔素、維他命 A、維他命 B1、維他命 B2、維他命 C 和鈣、鐵等眼睛保健的必需營養，對眼睛很有好處。

2. 降血壓、降血糖。枸杞中含有的枸杞多醣對血脂有明顯影響，可顯著降低血清膽固醇、三酸甘油酯含量，枸杞也具有明顯的降血壓功效。

3. 抵抗疲勞。枸杞多醣能提高人體肌糖原、肝糖原儲備，能明顯延長人體活動時間。所以，枸杞可以增強身體體力、迅速消除運動後的疲勞。

特別提示

1. 枸杞不宜和過多性溫熱的補品食用。如桂圓、紅參、紅棗等，否則會上火。

2. 有酒味的枸杞已經變質，不可食用。

營養搭配

枸杞 ＋ 山楂 ＝ 降壓降脂

枸杞和山楂都有很好的降血壓和降血脂功效，兩者搭配，降壓降脂，非常適合高血壓、血脂異常者食用。

這樣吃更健康

枸杞的攝入應適量，比較好的食用方法是加入粥飯、湯羹裡，不僅滋補，還不會上火。

藥用祛病方

方 1 枸杞茶→高血壓
枸杞 15 克，煎湯代茶，每日服用。常服會有助於血壓穩定。

方 2　枸杞酒→陽痿

枸杞 30 ～ 60 克，白酒 500 克。將枸杞放在白酒中浸泡 15 天後服用，飲酒，每次 5 ～ 10 毫升，每日 2 次。持續飲用，有助於改善眼目昏花、腰膝酸軟等陽痿症狀，並能健身益壽。

方 3　枸杞紅棗茶→貧血

鍋置火上，加入適量清水，將 15 克枸杞和 2 克紅棗放入鍋裡煮沸，煮至枸杞與紅棗軟爛即可，每日 1 次。長期飲用，有助於改善乏力、臉色蒼白等貧血症狀。

方 4　香油拌枸杞末→燙傷

取枸杞 40 克，烘脆研成細末；香油 120 克加熱至沸，離火時倒入枸杞末攪勻，用消毒藥棉蘸浸藥油塗於患處，局部包紮，每 6 小時塗藥 1 次。一般半小時，疼痛感就會減輕，5 天燙傷即可痊癒。

方 5　杞圓膏→腎虛

鍋置火上，加入適量清水，將 100 克枸杞和 100 克龍眼肉放入鍋內熬，用小火多次煎熬至枸杞、龍眼肉無味，去渣繼續煎熬成膏；每次 1 ～ 2 匙，沸水沖服，1日 2 次。持續食用，有助於改善血不養心、腰膝酸軟、頭昏耳鳴、心悸健忘等腎虛症狀。

方 6　嚼服枸杞→萎縮性胃炎

將適量枸杞曬乾，每次空腹嚼服 10 克，1 日 2 次，2 個月為 1 療程。持續數個療程，有助於腹脹、長期消化不良等萎縮性胃炎症狀的恢復。

方 7　枸杞雞蛋湯→慢性肝炎

鍋置火上，加入 200 毫升清水，將 30 克枸杞放在鍋裡煎煮 20 分鐘後，打入雞蛋 2 個，雞蛋攪散，再煮 15 分鐘，即可食用，每日 1 劑。連服 5 天，肝臟腫大等慢性肝炎症狀就會減輕甚至消失。

方 8　枸杞水→便秘

鍋置火上，加入適量清水，將枸杞 20 克放入鍋裡煮沸，5 分鐘即可，多飲幾次，可以治療便秘。

美食養生堂

枸杞粳米粥

材料 ▶ 枸杞 20 克，粳米 50 克。

調料 ▶ 白糖適量。

做法 ▶
① 將枸杞和粳米洗淨，枸杞浸泡 15 分鐘，粳米浸泡 30 分鐘。

② 鍋內倒水，燒開，放入粳米，大火燒開後，轉小火熬至粥將熟，加入枸杞，熬熟即可。

功效 ▶ 滋補肝腎、益精明目，緩解糖尿病及肝腎陰虛所致的頭暈目眩，並有利於肝病患者保肝護肝。

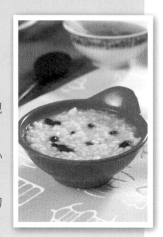

金銀花

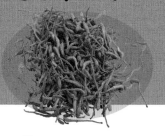

殺菌消炎，預防感冒

性味歸經 | 性寒，味甘，歸肺、心、胃經。

適宜人群 | ● 女性　● 男性　● 青少年　● 老年人
　　　　　　　● 暑熱、瀉痢、流感患者
　　　　　　　● 急慢性扁桃腺炎患者

營養成分 | 黃酮類、肌醇、皂苷、鞣質等。

保健功效

① 抗菌及抗病毒。金銀花含肌醇、皂苷等多種成分，具有廣泛的抗菌作用。

② 增強免疫功能。金銀花能促進淋巴細胞轉化，增強白細胞的吞噬功能。

③ 抗炎解熱。金銀花能促進腎上腺皮質激素的釋放，對炎症有明顯抑制作用，是一味清熱解毒的常用要藥。

特別提示　金銀花性寒，脾胃虛寒者不宜服用。

營養搭配 金銀花 ＋ 菊花 ＝ 預防感冒

金銀花可以預防流行性感冒；菊花清熱殺菌，能有效殺滅流感病毒。兩者結合，可以提高身體免疫力，預防感冒的發生。

 這樣吃更健康

> 金銀花不要長期喝，否則會傷胃，喝兩個月就應該停一停。

藥用祛病方

方 1 **雙花浴→經痛**

金銀花與紅花 1：1 的比例調配好，包入紗布內，紮好後放入熱水中浸泡，水溫適宜時，開始泡澡。月經來的前一週洗一次。可緩解經痛症狀，但此方不適合已懷孕的女性。

方 2 **金銀花泡山楂→感冒**

鍋置火上，加入適量清水，將 60 克金銀花和 20 克山楂一同煮沸，代茶飲，每日飲用。連續數天，發熱、頭痛、咽痛等感冒症狀就會好轉。

方 3 **金銀花湯→痢疾**

鍋置火上，加入適量清水，將 20 克金銀花煎湯，加適量紅糖調服。每日 1 次。連續數天，腹痛、腹瀉、大便帶血等痢疾症狀就會減輕直到消失。

方 4 **金銀花甘草水→咽喉炎**

鍋置火上，加適量清水，將金銀花 15 克和生甘草 3 克一同放入鍋內煎水，用水含漱，每日數次。有助於緩解咽喉疼痛、口乾等咽喉炎症狀。

 方 5 **銀花茶→頭痛**

茶葉 2 克和乾金銀花 1 克用沸水沖泡 6 分鐘後飲用，飯後飲 1 杯。連續數天，頭痛的症狀就會減輕直到消失。

 方 6 **金銀花大黃茶→習慣性便秘**

金銀花 6 克、大黃 2 克用適量開水沖泡，並用適量的蜂蜜調味，當茶飲用，有清熱瀉火、潤腸通便的功效，每日飲用。持續飲用，便秘症狀就會減輕直到消失。

方7 三花汁→皮膚炎症

白菊花 7 克、金銀花 5 克、花茶 3 克一同放入鍋內煎湯,待水溫降至 40℃時,用湯清洗患處,每日 1 次。持續使用,皮膚搔癢、紅斑等皮膚炎症就會減輕直到消失。

方8 金銀花水→小兒濕疹

鍋置火上,加入適量清水,將金銀花 20 克放在鍋內煮沸 30 分鐘,待水溫變涼之後,用水清洗患處,每日 1 次。持續一段時間,皮膚搔癢、紅潮等症狀就會減輕直到消失。

方9 金銀花粥→高血壓

將白米 50 克淘洗乾淨,鍋置火上,加入適量清水,將白米放入鍋內熬煮,煮至粥快熟時,加入金銀花 30 克,再重新煮沸,加入適量白糖調味即可,每日 1 次。持續食用,有利於保持血壓穩定。

方10 銀花薄黃飲→流行性腮腺炎

鍋置火上,將 15 克金銀花、6 克薄荷、3 克黃芩放入鍋內煎汁,最後加入 15 克冰糖熬化,每日 1 次。連續數天,可緩解發熱畏寒、頭痛咽痛、噁心嘔吐、腮腺腫脹等症狀。

美食養生堂

金銀花蒸魚

材料 草魚 750 克、金銀花 50 克、糯米粉 100 克。

調料 香油、料酒、胡椒粉、鹽、味精、醬油。

做法
1. 將金銀花洗乾淨,用清水泡一下,瀝乾水;糯米粉加入清水發濕;將草魚宰殺,去內臟,洗淨瀝乾水分,剔下魚肉切成塊,加入料酒、鹽、味精、醬油、胡椒粉、香油拌勻,備用。

2. 將調好味的魚塊,用刀劃一縫(深度為魚的 1 / 2),在縫中插上一朵金銀花,抹上少許米粉,放入蒸碗中;將剩下的金銀花用濕米粉及調魚塊的汁拌勻,撒在魚塊上,入籠蒸熟即可。

功效 補虛養身、健脾開胃,可改善病後、術後的人體虛、食欲不振等症狀。

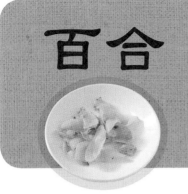

百合

潤肺止咳,寧心安神

性味歸經 | 性微寒,味甘,歸心、肺經。

適宜人群 | ● 女性　● 男性　● 青少年　● 老年人

營養成分 | 蛋白質、糖類及鈣、磷、鐵、生物鹼、維他命 B1、維他命 B2、維他命 C(鮮百合)等。

① 潤肺止咳。百合鮮品含黏液質,具有潤燥清熱、寧心安神的作用,中醫用它治療肺燥或肺熱咳嗽、熱病後的失眠多夢、心情抑鬱等症常能奏效。

② 美容養顏。百合鮮品富含黏液質及維他命,對皮膚細胞新陳代謝有益,常食百合,有一定美容作用。

③ 防癌抗癌。百合能提高身體的體液免疫能力,對多種癌症均有較好的防治效果。

百合性微寒,脾胃虛寒、大便稀薄、拉肚子的人不宜食用。

百合 ＋ 冬瓜 ＝ 清熱養心

百合不僅可以寧心安神,還有很好的滋補功效,冬瓜最擅長解熱利尿,兩者搭配,清熱養心,非常適合夏季食用。

這樣吃更健康

選擇新鮮百合食療為佳,這樣的百合功效才會更強。

藥用袪病方

方 1 百合粥→肺燥咳嗽

取百合、白米各 50 克,去尖杏仁 10 克,白糖適量;鍋置火上,加入適量清水,將所有食材放入鍋內一同煮粥,每日 1 次。連續數日,咳嗽症狀就會減輕直到消失。

方 2 百合泥→止血

取適量鮮百合,搗爛成泥,塗於外傷出血處,有良好的止血效果。

方 3 百合汁→老年慢性支氣管炎

百合 2 ～ 3 個洗淨搗汁，以溫開水送服，1 次飲完，1 日 2 次，持續服用，有助於改善咳嗽、咳痰、氣喘等老年慢性支氣管炎病症。

方 4 百合蜜→神經衰弱

百合 100 克、蜂蜜 50 克一同放在碗裡拌勻，放在蒸鍋裡蒸熟，睡前食用。持續食用，有助於改善記憶力減退、失眠等神經衰弱症狀。

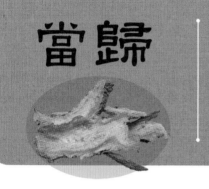

當歸

調經止痛，護膚美容

性味歸經 | 性溫，味甘、辛，歸心、肝、脾經。

適宜人群 | ●女性 ●老年人
●月經不調、經痛閉經者 ●氣血不足者

營養成分 | 當歸揮發油、當歸多醣、多種胺基酸、維他命 E 及多種人體必需的微量元素等。

保健功效

1. 抗缺氧作用。當歸對冠狀脈血流量和心肌氧耗量有影響，它對腦缺氧、缺血後再灌注腦組織的脂質過氧化物增高有明顯的抑制作用。

2. 抗癌。當歸可以調節身體免疫功能，對抗癌細胞。

3. 護膚美容。當歸具有去斑健膚的美容功效。

4. 補血活血作用。當歸具有抑制血小板聚集的作用，當歸多醣能增加紅血球、白血球、血紅素及骨髓有核細胞數，對造血系統有影響。

5. 抵抗動脈硬化。當歸所含的維他命 E 可以改善脂肪代謝，預防動脈硬化。

特別提示

當歸具有潤腸通便的功效，慢性腹瀉、大便稀薄者不宜食用。

營養搭配

| 當歸 | ＋ | 羊肉 | ＝ 散寒開胃 |

羊肉溫陽散寒，是良好的滋補強壯食品；當歸有很好的養血活血功效。兩者搭配，非常適合氣血不足者、虛寒體質者食用。

這樣吃更健康

將當歸研末用開水沖飲是最好的食用方法，雖然中藥味較濃些，但因為粉末很細，營養更容易吸收，是補血益氣、抗衰老的最好方法。

藥用祛病方

方1 當歸粉→貧血

將 10 克當歸粉用溫水送服，每日早飯後服用一次。若不習慣直接食用當歸粉，可以將其裝入膠囊內（空膠囊藥店有售）食用。持續服用，有助於改善臉色蒼白、體虛乏力等貧血症狀。

方2 當歸粥→閉經

取 15 克當歸用溫水浸泡片刻，鍋置火上，加入適量清水，先將當歸放入鍋內煎濃汁，煎至水剩一半時去渣取汁，放入淘洗好的 50 克白米、5 顆紅棗和紅糖適量，再加適量水，煮至米開湯稠即可，一次食完，每日早晚空腹食用。持續食用，有助於改善月經不調、閉經等。

方3 當歸水→老年性陰道炎

鍋置火上，加入適量清水，將 60 克當歸放入鍋裡煎水，熏洗局部，每晚一次。持續使用，陰部搔癢、白帶過多症狀就會減輕直到消失。

方4 地黃當歸湯→胎動不安、血虛

將當歸 30 克和熟地黃 60 克加入鍋內，煮至水剩 1/3 時，去滓，喝湯，一次飲完。持續食用，有利於補血安胎。

方5 當歸黑豆雞蛋湯→口腔潰瘍

鍋置火上，加入適量清水，先將泡洗好的黑豆 50 克和當歸 15 克放入鍋內煮，煮至豆爛時，將雞蛋 1 個打入鍋內，攪散即可，喝湯吃豆和雞蛋，每日 1 次。連續數日，口腔潰瘍的創面就會癒合。

方6 當歸蔥白湯→產後無乳

鍋置火上，加入適量清水，將 6 克當歸、30 克黃耆和 3 根蔥白加入鍋內煮 30 分鐘，喝湯，每日 1 次。連續數日，乳汁就會慢慢增多。

方 7 當歸酒→頭痛

鍋置火上，將 1 升白酒倒入鍋內，煮沸之後，將當歸 30 克加入鍋內一同煮至酒剩一半即可，每日 1 次，15 ～ 20 毫升。連續數日，由血虛導致的頭痛、眩暈等症就會減輕直到消失。

方 8 當歸膏→燙傷

鍋置火上，先將香油 500 克熬開，然後加入當歸 200 克煎至焦枯，過濾調勻，敷在患處，每日 5 次。連續數日，皮膚疼痛感就會減輕直到消失，傷口癒合。

美 食 養 生 堂

當歸燉雞湯

材料 當歸 20 克、淨母雞 1 隻、紅棗 5 顆。

調料 蔥段、薑片、鹽各適量。

做法

1 當歸洗淨浮塵，包入紗布袋中；淨母雞洗淨，用沸水焯燙去血水；紅棗洗淨。

2 砂鍋放入母雞、當歸、紅棗、蔥段、薑片後置於火上，倒入沒過鍋中食材的清水，大火煮開後轉小火燉至雞肉爛熟，取出當歸，加少許鹽調味，喝湯吃雞肉即可。

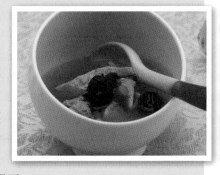

功效 補血調經、去瘀止痛，能改善月經不調及瘀血引起的經痛。

黃耆

降血壓，調節血糖

性味歸經 | 性溫，味甘，歸肝、脾經。

適宜人群 | ●女性 ●男性 ●青少年 ●老年人 ●氣虛乏力者 ●糖尿病患者

營養成分 | 黃耆多醣、多種胺基酸、苦味素、黃耆皂苷、膽鹼及硒、矽、鋅等多種微量元素。

保健功效

① 降血壓。黃耆可以加強心臟收縮力，擴張血管，降低血壓。

② 保護肝臟。黃耆能夠防止肝糖減少，對慢性活動性肝炎有良好作用。

③ 抗腫瘤。藥理研究證明，黃耆有誘生干擾素和調動身體免疫功能的作用，能抑制病毒繁殖和腫瘤生長。

④ 降血壓，調節血糖。黃耆可以擴張血管，改善微循環，具有降血壓、降血糖的功效，適合高血壓、糖尿病患者食用。

⑤ 提高免疫力。黃耆具有抗病毒、抗菌的功效，可以促進細胞的新陳代謝，調節身體平衡，提高免疫力。

特別提示

感冒發熱、胸腹滿悶的人不宜服用黃耆。

營養搭配

黃耆 ＋ 黃耆 ＝ 健脾、益氣

黃耆能健脾、益氣，雞肉同樣具有健脾和益氣的功效。二者搭配應用功效更好，尤其適合氣虛和脾臟不好的人。

這樣吃更健康

黃耆的功效需要長期飲用才能有效，可以用水沖泡，每日持續飲用。

藥用祛病方

方1　**黃耆桂枝五物湯→骨質疏鬆症**

取黃耆 30 克、桂枝 10 克、白芍藥 15 克、生薑 3 片、紅棗 12 顆。鍋置火上，加入適量清水，將所有材料加入鍋裡煮沸 30 分鐘，喝湯，每日 1 次。持續食用，有助於改善腰背疼痛等骨質疏鬆症症狀。

方2　**黃耆糯米粥→水腫**

鍋置火上，加入適量清水，先將 30 克黃耆放入鍋裡煮，去渣後，加入淘洗好的 200 克糯米，以小火熬粥，趁熱食用，每日 1 次。持續食用，水腫現象就會減輕直到消失。

方3　**黃耆蜂蜜膏→體弱、盜汗**

鍋置火上，加入適量清水，將黃耆（切片）100 克放到鍋內煮至湯汁黏稠，加入蜂蜜調勻為膏狀。每日早晚空腹服用，每次 10 ～ 15 克，溫開水送服。持續服用，可改善體弱、盜汗等症狀。

方4 黃耆水→虛性高血壓

鍋置火上，加入適量清水，將 10 克黃耆放入鍋內煮湯，等水剩下一半後，關火，喝水，每日 1 次。持續飲用，可以降低假性高血壓，有利於保持血壓穩定。

方5 黃耆甘草末→咳膿咳血

黃芪黃耆 200 克、甘草 50 克一同研為細末。每次服用 10 克，用熱水送服，每日 2 次。持續服用，肺虛型咳膿、咳血症狀就會減輕直到消失。

方6 黃耆枸杞茶→咳嗽

鍋置火上，加入適量清水，將黃耆 30 克和枸杞 15 克加入鍋內煎煮，煮至水剩一半時關火即可，每日飲用。連續數日，可以緩解咳嗽症狀。

方7 黃耆綠豆羹→結腸炎

鍋置火上，加入適量清水，將綠豆 200 克和黃耆 20 克放到鍋內煮，煮至豆爛即可，喝湯吃豆，每日 1 次。持續食用，有助於緩解腹痛、腹瀉、大便出血等結腸炎症狀。

方8 黃耆小米粥→白帶增多

鍋置火上，加入適量清水，先將黃耆（切片）50 克放到鍋內煮，煮至水剩一半後，去渣留汁，將淘洗好的 100 克小米放入鍋內，用小火煮至粥熟時，加入適量冰糖熬溶，分 3 次空腹食用。連服 5 天，白帶就會減少。

美食養生堂

紅燒歸耆牛肉

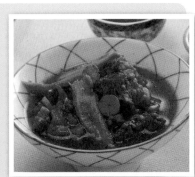

材料 當歸 10 克，炙黃耆 30 克，牛肉 300 克。

調料 大茴香、小茴香、花椒、醬油、冰糖、料酒、鹽各適量。

做法
1. 大茴香、小茴香、花椒先以棉布袋裝妥。
2. 牛肉洗淨切塊，入沸水中汆燙，洗淨，瀝乾，再與當歸、炙黃耆一道放進鍋內，並加入醬油、冰糖、料酒、鹽和調料包，加適量水，先以大火燒滾之後，改小火慢燉。
3. 燉約 50 分鐘左右，待牛肉熟爛即可。

功效 具有養氣血、防治高血壓的作用，適宜於身體虛弱或妊娠高血壓人群。

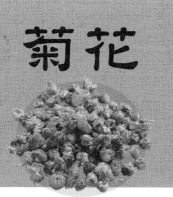

菊花

清肝明目，降血壓

性味歸經 | 性微寒，味辛、甘、苦，歸肺、肝經。

適宜人群 | ●女性　●男性　●青少年　●老年人
　　　　　　　●肝膽火旺、頭暈目眩、目赤腫痛者
　　　　　　　●冠心病、動脈硬化患者

營養成分 | 菊苷、膽鹼、黃酮類、維他命 B1、揮發油、鐵、
　　　　　　　鋅、銅、硒等。

保健功效

① 清肝明目。《本草綱目》記載，菊花具有散風熱、平肝明目之功效。

② 解熱殺菌。菊花中的有效成分對金黃色葡萄球菌、B 型鏈球菌、痢疾桿菌、傷寒桿菌、大腸桿菌、流感病毒都有抑制作用。

③ 預防高血壓。菊花能明顯擴張冠狀動脈，並增加血流量，可以增強毛細血管的抵抗力，所含的菊苷有降壓作用，是高血壓患者的理想茶飲。

④ 延緩衰老。菊花中所含的黃酮類物質已經被證明對自由基有很強的清除作用，而且在抗氧化、防衰老等方面也很有成效。

特別提示

菊花性涼，平時怕冷、易手腳發涼的虛寒體質者不宜經常飲用。

營養搭配

菊花 ＋ 枸杞 ＝ 明目養肝

菊花具有疏風清熱、解毒明目的作用，枸杞含有對眼睛有益的胡蘿蔔素，二者搭配，可以緩解眼睛疲勞，很適合學生和長期面對電腦的工作者。

這樣吃更健康

菊花食用前須先用鹽水浸泡，但不可浸泡時間過長，以免破壞營養成分。

藥用祛病方

方1　菊花山楂茶→高血壓

菊花、山楂、金銀花各 10 克，用開水沖泡，代茶飲用，清涼降壓。經常飲用，有利於血壓的穩定。

方2 三花茶→咽喉腫痛

菊花、金銀花、茉莉花各 10 克泡水作茶飲，每日飲用，可清熱解毒。連續數日，咽喉腫痛的症狀就會減輕直到消失。

方3 菊花水→腳氣

取適量菊花放在腳盆內，加熱水浸泡 30 分鐘，過濾，用水泡腳，每晚睡前 1 次。持續一段時間，腳趾搔癢、脫皮的症狀就會減輕直到消失。

玫瑰花

活血散瘀，調經止痛

性味歸經｜性溫，味甘，歸肝、脾經。

適宜人群｜女性　男性　青少年　老年人
月經不調、經前乳房脹痛者

營養成分｜維他命、鞣質、苦味質、揮發油等。

保健功效

① 養顏美容。玫瑰花可以去除皮膚上的黑斑，令皮膚嫩白，也能預防皺紋的產生。

② 活血散瘀。玫瑰花可以通經活絡，軟化血管，活血散瘀，對於心腦血管、高血壓、心臟病有顯著療效。

③ 抵抗憂鬱。玫瑰花能夠溫養人的心肝血脈，舒發體內鬱氣，產生鎮靜、安撫、抗抑鬱的功效。

特別提示

① 由於玫瑰花活血散瘀的作用比較強，孕婦和月經量過多的人，在經期最好不要飲用。

② 玫瑰花具有收斂作用，便秘者不宜過多飲用。

營養搭配

玫瑰花 ＋ 山楂 ＝ 活血化瘀

玫瑰花與山楂同樣具有活血化瘀的功效，二者搭配在一起應用，功效更好，尤其適合瘀血體質的人。

這樣吃更健康

玫瑰花最好不要與茶葉泡在一起喝。因為茶葉中有大量鞣酸，會影響玫瑰花舒肝解鬱的功效。

藥用祛病方

方1 玫瑰膏→嘔吐失血

鍋置火上，加入適量清水，將玫瑰花 250 克放入鍋內，煎湯取汁，煎至濃稠，加等量白糖，煎沸成膏，冷卻後食用，每次 1 ～ 2 匙，沸水沖服。堅持持續食用，有助於改善嘔吐失血症狀。

方2 玫瑰膏→嘔吐失血

鍋置火上，加入適量清水，將玫瑰花 250 克放入鍋內，煎湯取汁，煎至濃稠，加等量白糖，煎沸成膏，冷卻後食用，每次 1 ～ 2 匙，沸水沖服。堅持持續食用，有助於改善嘔吐失血症狀。

方3 玫瑰花茶→肝胃氣痛

玫瑰花研細，開水沖服，每服 1.5 克，1 日 2 次。連續數日，有助於改善胃脘脹痛、吐酸水等肝胃氣痛症狀。

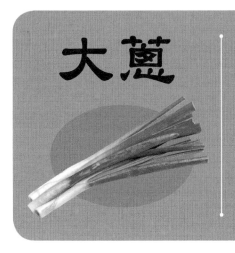

大蔥

降壓降糖，滅菌抗癌

性味歸經 | 性微溫，味辛，歸肺、胃經。

適宜人群 | ● 女性　● 男性　● 老年人　● 少年兒童
● 高血壓患者　● 高血脂患者　● 糖尿病患者
● 風寒感冒患者　● 更年期症候群患者
● 癌症患者

營養成分 | 胡蘿蔔素、維他命 B 群、鉀、鈣、鎂、硒、植物殺菌素等。

保健功效

1. 健脾開胃，增進食欲。大蔥的刺激性氣味含有揮發油和辣素，能去除腥膻等油膩菜肴中的濃郁異味，產生特殊香氣，刺激消化液的分泌，增進食欲。

2. 滅菌抗癌。大蔥中所含大蒜素，具有明顯的抵禦細菌、病毒的作用，尤其對痢疾桿菌和皮膚真菌具有更強的抑制作用；還含有一定的硒，能夠消除滋長癌細胞的自由基。

3. 降壓降糖。大蔥中含有前列腺素 A，有舒張小血管、促進血液循環的作用，有助於防止血壓升高所致的頭暈；大蔥還含有豐富的膳食纖維，能阻止人體對糖分的吸收，使血糖保持穩定。

特別提示

1. 大蔥不宜和豆腐同食，大蔥含草酸，豆腐含鈣，兩者一起吃會形成阻礙鈣質吸收的草酸鈣，影響人體吸收鈣質。

2. 多吃大蔥對腸胃有刺激作用，患有胃腸道疾病，特別是潰瘍病的人應嚴格控制食用量；另外蔥對汗腺刺激作用較強，腋臭、盜汗、多汗、精神倦怠等表虛者應慎食。

營養搭配

大蔥 ＋ 里脊肉 ＝ 增強抗疲勞能力

大蔥含有烯丙基硫醚，與維他命 B1 含量較多的里脊肉一起攝取時，可提高維他命 B1 在體內的吸收效果，並且使維他命 B1 所含的澱粉及糖質變為熱量，而產生恢復疲勞的作用。

這樣吃更健康

1. 大蔥不適宜長時間烹煮，因為其所含的大蒜素具有揮發性，經長時間的烹煮後會流失，降低大蔥的營養價值，因此烹調大蔥的時間應控制在 10 分鐘以內。

2. 烹調大蔥時不宜丟棄可以食用的蔥葉而只吃蔥白，因為蔥葉中的維他命 A、維他命 B1 及維他命 C 等營養素的含量是蔥白的一倍多，且蔥葉還有葉綠素、類胡蘿蔔素等蔥白中沒有的營養。

藥用祛病方

方1　生梨蔥白湯→咳嗽

蔥白連鬚 5 根，洗淨切段；生梨 1 個洗淨切塊。將蔥白和生梨加 30 克白糖一起放入鍋內，加適量水煎煮至熟，吃蔥、梨，喝湯，每日 3 次，有很好的止咳效果。

方2　蔥白粥→感冒頭痛、發熱

取連根蔥白 15 根，洗淨，切碎，和白米 50 克一起放入鍋內，加水適量，同煮粥，入醋 10 毫升，趁熱食用，每日 3 次，食至感冒頭痛、發熱症狀消失。

方3　炒蔥白→胃痛

取未加碘的粗鹽 500 克和切段蔥白 200 克一起放入不加油的鍋中共炒，當鹽呈現黃色時，倒入布袋內，敷在胃部，蓋上棉被保溫，一般 15 ～ 30 分鐘即可止胃痛。

方4　蔥白汁→鼻炎、鼻竇炎

取適量蔥白洗淨，搗爛，用紗布濾汁；治療時先用棉花棒沾淡鹽水清潔鼻孔，然後將浸了蔥汁的小棉花球塞入鼻孔內，保持數分鐘，一開始會感到刺鼻，但漸漸會失去刺激性，當效力消失後再換新棉團，每次如此塞 0.5 ～ 1 小時。每日 2 ～ 3 次，連續 7 天，鼻炎、鼻竇炎即有明顯好轉，可輔助治療鼻炎、鼻竇炎。

方5　蒸蔥白→嘔吐不止

取生蔥白一把，洗淨，加鹽少許搗爛，一起放入鍋內蒸熟，按壓成餅，敷臍上，每日 1 次。可逐漸治療嘔吐不止。

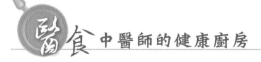
方6 紅棗蔥白湯→神經衰弱

連根蔥白 6 根洗淨，切碎；紅棗 20 顆，洗淨，泡軟，去核。紅棗先放入鍋內加水煎煮 20 分鐘，再加入洗淨的蔥白，繼續用小火煎煮 10 分鐘，吃棗喝湯，每日 2 次。能效舒緩神經，治療神經衰弱。

美食養生堂

蔥爆羊肉

材料 羊肉片 300 克、大蔥絲 150 克、香菜段少許。

調料 蒜片、料酒、花椒粉或胡椒粉、澱粉、醬油、醋、香油各適量。

做法

1. 將醬油、料酒、花椒粉或胡椒粉、澱粉適量放碗內調勻製成醃肉料；羊肉片洗淨，用醃肉料拌勻醃製 10 分鐘以上。

2. 鍋置火上，倒入油燒熱，先爆炒蒜片，隨後放入肉片，用大火急速翻炒，約 10 秒鐘後將大蔥絲也落鍋，翻炒兩三秒後先沿著鍋邊淋下料酒烹香，並立刻加入醬油，翻炒一下，再沿鍋邊淋醋，滴下香油，炒拌均勻，見大蔥稍微斷生，加入香菜段迅速裝盤即可。

功效 溫腎壯陽、祛寒除濕，能改善腎虛引起的腰膝酸軟症狀，並輔助治療風寒感冒。

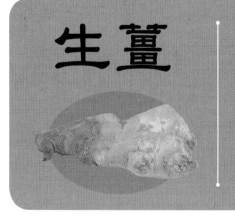

生薑

有效止嘔，防治膽結石

性味歸經 | 性溫，味辛，歸肺、脾、胃經。

適宜人群 | ● 女性 ● 男性 ● 老年人 ● 少年兒童
● 傷風感冒患者 ● 寒性經痛患者
● 胃部受寒疼痛者 ● 食欲不振者 ● 消化不良者
● 肺寒咳嗽者 ● 高血壓患者 ● 糖尿病患者
● 血脂異常症患者

營養成分 | 揮發油、薑辣素及多種維他命。

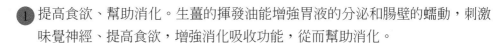

保健功效

①提高食欲、幫助消化。生薑的揮發油能增強胃液的分泌和腸壁的蠕動，刺激味覺神經、提高食欲，增強消化吸收功能，從而幫助消化。

②止吐。生薑中分離出來的薑烯、薑酮混合物有明顯的止吐作用。

③抑制膽結石。生薑揮發油中所含的薑酚，能抑制前列腺分泌，阻止前列腺素的合成，減少膽汁中黏蛋白的含量，達到抑制膽結石發生的目的。

④抗衰老。生薑中的薑辣素進入體內後，能產生一種抗氧化酶，它有很強的抗氧作用，所以，吃薑能抗衰老。

特別提示

①不宜一次吃過多的薑，每次以 10 克左右為宜，避免吸收大量薑辣素，在經腎臟排泄的過程中刺激腎臟，產生口乾、咽痛、便秘等「上火」症狀。

②凍薑、爛薑不能食用，因為薑腐爛後，會產生一種毒性很強的有機物——黃樟素，能使肝細胞變性、壞死，從而誘發肝癌。

營養搭配

生薑 ＋ 羊肉 ＝ 溫陽祛寒

羊肉可以補氣血、溫腎陽；生薑具有止痛、祛風濕的功效。二者同食，生薑既能去除羊肉的腥膻味，又有助於溫陽祛寒。

這樣吃更健康

生薑表皮含有較多的營養成分，食用應該減少去皮或不去皮，避免浪費營養成分。

藥用祛病方

薑茶→咽喉腫痛

取 2 ～ 3 片生薑，以開水沖泡，每日早、晚各漱口 1 次。如果喉嚨痛癢，可加少許鹽於熱薑水中代茶飲用，每日 2 ～ 3 次。9 次左右可消除咽喉腫痛。

熱姜水→腳臭

將 3 大片生薑放入小半盆水中，煮沸後加一小勺醋，待水溫適宜時，浸泡雙腳 30 分鐘，浸泡後擦乾，擦點爽身粉，便可消除腳臭味。

方
3

生薑汁→脂溢性皮膚炎

取適量的新鮮生薑，洗淨搗爛，用紗布包裹擰出薑汁。先用鹽水清洗患處，擦乾；再用棉球蘸薑汁反復塗搽患處，每日 1 ～ 2 次。一般連用 2 ～ 3 天，即可明顯消除皮膚搔癢、發紅症狀，有效治療脂漏性皮膚炎。

方 4 木耳薑茶→中風後遺症

每日早晨先用清水將 10 克黑木耳浸泡 1 小時，洗淨去蒂，然後和切好的 5 片生薑同放於杯中，用開水沏，待水溫後飲用。最後將泡完水的黑木耳吃掉。持續飲用，對於肢體癱瘓、失語、口眼歪斜、吞咽困難、思維遲鈍、聯想困難、記憶減退、煩躁抑鬱等中風後遺症有很好的輔助治療功效。

方 5 生薑紅糖飲→小兒嘔吐

將生薑洗淨切片，用醋浸醃 24 小時。取 3 片薑，加適量紅糖以沸水沖泡片刻，代茶飲，每日 2 次。止嘔效果很明顯，可持續飲用直到嘔吐症狀消失。

方 6 生薑湯→胃、十二指腸潰瘍

取 50 克生薑洗淨，切碎，裝入洗好的一個豬肚內，用小火燉煮至豬肚熟爛，連吃 3 個；或者生薑 30 克，洗淨切碎，加水 300 毫升，煎 30 分鐘，每日 3 次，2 日服完。治療胃、十二指腸潰瘍效果良好。

美食養生堂

生薑粥

材料 生薑 25 克、白米 100 克、枸杞 10 克。

調料 白糖適量。

做法
1 將生薑洗淨去皮，切末；白米淘洗乾淨；枸杞洗淨，待用。

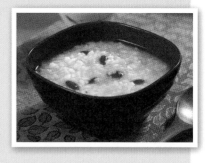

2 鍋置火上，倒入適量清水煮沸，放入白米、生薑煮沸，加入枸杞後小火熬煮 30 分鐘即可。

功效 祛寒止嘔，消除外感風寒、鼻塞流涕、咳嗽痰稀，胃寒嘔吐、腹脹、食欲不振等不適症狀。

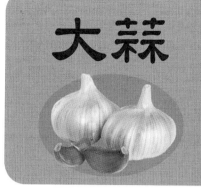

大蒜

有效預防鉛中毒

性味歸經 | 性溫，味辛，歸脾、胃、肺經。

適宜人群 | 女性　　男性　　青少年　　老年人
糖尿病患者　　肺結核患者
經常接觸鉛或有鉛中毒傾向者

營養成分 | 膳食纖維、胡蘿蔔素、揮發油、大蒜辣素及鈣、磷、鐵、硒等。

保健功效

1. 調節胰島素。大蒜中含硒較多，對人體中胰島素合成有調節作用，糖尿病患者多食大蒜有助於減輕病情。

2. 抗癌防癌。大蒜能阻斷致癌物質亞硝酸鹽的合成，從而預防癌症的發生。

3. 降低血脂、預防動脈硬化。大蒜能促進新陳代謝，降低膽固醇和三酸甘油酯的含量，並可防止血栓形成，預防高血壓、血脂異常症、動脈硬化等病。

4. 延緩衰老、預防鉛中毒。常食用大蒜能延緩衰老，它的抗氧化性優於人參；對經常接觸鉛或有鉛中毒傾向的人，能有效預防鉛中毒。

5. 抗炎滅菌。紫皮大蒜揮發油中所含的大蒜辣素等具有明顯的抗炎滅菌作用，尤其對上呼吸道和消化道感染、黴菌性角膜炎、隱孢子菌感染有顯著的功效。

特別提示

大蒜雖好，但絕對不是吃得越多越好。過多生吃過多大蒜，對胃腸道有刺激作用，也會影響維他命 B 群的吸收，對眼睛有刺激作用，會引起眼瞼炎和眼結膜炎。

營養搭配

大蒜 ＋ 黃瓜 ＝ 促進脂肪和膽固醇代謝

大蒜有殺菌的功效，黃瓜清火解毒，兩者搭配，不僅解毒殺菌，還可以促進脂肪和膽固醇代謝，非常適合減肥者食用。

這樣吃更健康

1. 醃製大蒜時，時間不宜過長，以免破壞殺菌的有效成分。

2. 大蒜中的辣素怕熱，遇熱後會很快分解，其殺菌作用就會降低，因此，預防和治療感染性疾病應該生吃大蒜。

藥用祛病方

方1 大蒜浸液→百日咳痙攣性咳嗽

將 10 克大蒜去皮搗爛，加開水 50 毫升，澄清後加白糖適量即可。此浸液具有止咳解毒的功效，適用於百日咳痙攣性咳嗽，每日 1 次，連續數日，陣發性、痙攣性咳嗽症狀就會減輕。

方2 紅糖醋汁醃大蒜→慢性氣管炎

將 100 克紅糖、250 毫升的醋和搗碎的 250 克大蒜一起浸泡 7 天，每日飲 3 次，每次 10 毫升。連續數日，咳嗽、咳痰、喘息等慢性氣管炎症狀就會減輕直到消失。

方3 大蒜粥→急性菌痢

將 30 克紫皮大蒜去皮，放入沸水中煮 1 分鐘後撈出，然後取 100 克白米，放入盛有煮蒜水的鍋內煮成稀粥，再將蒜放入鍋內，同煮為粥。每日 1 次，連續數日，腹痛、腹瀉、嘔吐等急性菌痢症狀就會減輕直到消失。

方4 大蒜敷湧泉穴→腸胃炎

鮮大蒜 150 克搗爛成泥，敷貼於足部腳心的湧泉穴，每日 1 次。連續數日，嘔吐、腹瀉、發燒等腸胃炎症狀就會減輕直到消失。

方5 黑豆大蒜煮紅糖→腎虛型妊娠水腫

將炒鍋放在大火上，加水 1,000 毫升煮沸後，倒入洗淨的 100 克黑豆、30 克蒜片、10 克紅糖，改用小火煮至黑豆熟爛即可，每日 1 次。連續數日，由腎虛引起的妊娠水腫就會減輕。

方6 醋煎大蒜→肺膿腫

將 50 克大蒜去皮搗爛，用 100 毫升的醋煎煮 10 分鐘，1 日分 2 次服完，具有殺菌、消炎排膿的功效。持續服用，咳嗽、咳痰等肺膿腫症狀就會減輕直到消失。

美食養生堂

大蒜燒鯰魚

材料 ▶ 鯰魚 500 克、大蒜瓣 50 克。

調料 ▶ 蔥花、薑末、花椒粉、辣豆瓣醬、白糖、醋、醬油、鹽、雞精、植物油各適量。

做法 ▶
1　鯰魚去鰓和內臟，洗淨，切段。

2　炒鍋置於火上，倒入適量植物油，待油溫燒至七成熱，加辣豆瓣醬炒出紅油，放入蔥花、薑末和花椒粉炒香。

3　倒入鯰魚和大蒜瓣翻炒均勻，加花椒粉、白糖、醋、醬油和適量清水燉至鯰魚熟透，鍋中留有少量湯汁，用鹽和雞精調味即可。

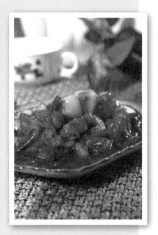

功效 ▶ 滋陰開胃、利尿消腫，適合消化功能不佳、小便不利、水氣浮腫者食用。

花椒

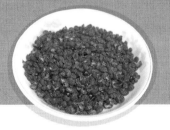

殺蟲又抑菌

性味歸經 | 性熱，味辛，歸脾、胃經。

適宜人群 | ● 女性　● 男性　● 青少年　● 老年人
● 哺乳期婦女　● 胃寒冷痛、食欲不振者
● 風濕性關節炎患者　● 蛔蟲病腹痛者

營養成分 | 花椒含揮發油，油中主要為檸檬烯等成分。

保健功效

1　殺蟲抑菌。花椒所含的揮發油具有驅蟲的作用，並對皮膚癬菌和白喉桿菌、肺炎雙球菌、金黃色葡萄球菌等有一定的抑制和殺滅作用。

2　降血壓。日本研究學者發現花椒能使血管擴張，從而產生降低血壓的作用。

3　提高免疫力。花椒中的揮發油能提高體內巨噬細胞的吞噬活性，進而可增強身體的免疫能力。

特別提示

① 花椒是熱性香料，食用過多容易消耗腸道水分，從而造成便秘，每次 3 ～ 5 克為宜。

② 孕婦不宜食用花椒，容易損傷胎氣。

營養搭配

花椒 ＋ 附子 ＝ **功效相輔相助**

花椒能散寒、暖脾、溫中止痛；附子能散寒止痛、溫腎助脾。二者搭配應用，祛寒、止痛的功效更強。

這樣吃更健康

把花椒放入油中炸花椒油時油溫不宜過高，不然會使油中生成致癌物，食用後影響身體健康。

藥用祛病方

方1 花椒紅糖飲→斷奶

花椒 6 克先放在水中浸泡一段時間。鍋置火上，加入 400 毫升的水，將花椒放入鍋中煮，煮到水剩 200 毫升時，加入紅糖 30 ～ 60 克，於斷乳當天趁熱一次飲下，每日 1 次，大約 1 ～ 3 天即可回乳。

方2 花椒膠囊→血吸蟲病

將適量花椒炒焦研成粉末裝在膠囊裡，成人每日 5 克，分 3 次服。20 ～ 25 天為一療程，適用於早、中期血吸蟲病。持續服用一個療程，由血吸蟲引起的腹痛、腹瀉症狀就會減輕直到消失，肝脾腫大的症狀會有不同程度的縮小。

方3 花椒酒配薑汁→禿頭

將適量的花椒浸泡在酒精濃度較高的白酒中，1 週後使用。用乾淨的軟布蘸此浸液搓抹頭皮，每日數次，如果再配以薑汁洗頭，效果更好。持續使用，可改善禿頭症狀。

方4 花椒水→痔瘡

將 1 把花椒裝入一個小布袋中，紮口，用開水沏於盆中，患者先用熱氣熏患處，待水溫降低到不燙時，再行洗浴，整個過程大約 20 分鐘，每日早晚各 1 次。持續使用，血便、肛門疼痛等痔瘡症狀就會減輕直到消失。

方 5 花椒鮮薑蔥白包→膝蓋痛

將 50 克花椒壓碎，並將 10 片鮮薑和 6 棵蔥白切碎，三者混在一起，裝在一個小袋子裡，袋口繫住，敷在患處，另將一熱水袋放於藥袋上，熱敷 30 ～ 40 分鐘，每日 2 次。持續使用，膝蓋疼痛的症狀就會減輕直到消失。

方 6 雙椒白酒糊→經痛

花椒 10 克和胡椒 3 克一同研成細粉，用適量白酒調成糊狀，敷於肚臍眼，再用傷濕止痛膏封閉，每日 1 次，由寒凝氣滯引起的經痛症狀就會減輕。

方 7 口含花椒→牙痛

食用冷熱食物所引起的牙痛，可以用一粒花椒放在疼痛的牙上，這樣持續一段時間，痛感就會慢慢消失。

方 8 香油花椒→蛔蟲性腸梗塞

取適量香油於鍋內加熱，放入花椒 2 克，煎至微香，濾去花椒，取油分成 2 次服用，間隔 2 ～ 3 小時。連續數天，由蛔蟲性腸阻塞引起的腹痛、腹脹、噁心等症就會消失，體內蛔蟲也會被排出體外。

美食養生堂

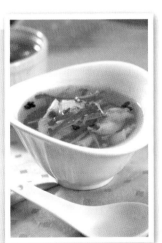

花椒魚片湯

材料 草魚肉 250 克、青柿子椒 50 克、金針菇 25 克、花椒 10 克。

調料 蔥花、薑絲、胡椒粉、澱粉、蛋清、料酒、鹽、雞精、植物油各適量。

做法 ① 草魚肉洗淨，切薄片，加澱粉、胡椒粉、蛋清和料酒抓勻，醃漬 15 分鐘；青柿子椒洗淨，去蒂除籽，切絲；金針菇去根，洗淨。

② 鍋置火上，倒入適量植物油，待油溫燒至七成熱，放入蔥花、薑絲和花椒炒香，再加入適量清水煮沸。

③ 入魚片和金針菇攪拌均勻，中火煮 5 分鐘，加青柿子椒絲煮 1 分鐘，用鹽和雞精調味即可。

功效 溫中散寒、暖胃利濕，輔助治療心腹冷痛、咳嗽氣逆、風寒濕痺、泄瀉、痢疾等病症。

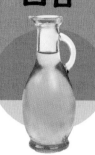

醋

促進唾液、胃液的分泌

性味歸經 | 性平，味酸、甘，歸胃、肝經。

適宜人群 | 女性　男性　青少年　老年人

營養成分 | 糖類、醋酸、煙酸、鉀、鈉、鈣、鎂等。

保健功效

1. 開胃助消化。醋可以促進唾液和胃液的分泌，幫助消化吸收，使食欲旺盛，消食化積。

2. 抑菌殺菌。醋可以增強腸胃道的殺菌能力，能有效預防腸道疾病、流行性感冒和呼吸疾病。

3. 降血壓、降血脂。醋可以軟化血管、擴張血管，降低膽固醇，防止心血管疾病發生。

4. 美容護髮。醋所含的醋酸有很強的殺菌作用，對皮膚、頭髮能產生很好的保護作用。中國古代醫學就有用醋入藥的記載，認為它有生髮、美容的功效。

5. 預防衰老。醋能促進鈣的吸收，可以調節血液的酸鹼平衡，具有預防衰老的功效。

特別提示

吃餃子蘸醋或食用醋較多的菜肴後應及時漱口以保護牙齒，因為醋中所含的醋酸會損害牙齒。

營養搭配

醋 ＋ 蔬菜 ＝ 減少維他命 C 的損失

蔬菜一般富含維他命 C，但維他命 C 遇熱後會損失，在烹調蔬菜時加些醋調味，能使蔬菜中的維他命 C 更穩定，減少損失。

這樣吃更健康

烹製排骨、魚類等食物時，加點醋可以使骨刺軟化，促進骨中如鈣、磷的礦物質溶出，增加營養成分。

藥用祛病方

方 1　醋水→失眠

睡前倒杯涼開水，再加入 1 匙醋，喝下後會很容易入睡。每日飲用，失眠的症狀就會消失。

方 2　醋味麵粉糊→扭傷

鍋置火上，加入適量清水，將適量麵粉用水調成糊狀，倒入鍋內並煮成漿糊狀，最後加入適量的陳年醋攪拌均勻，塗在紙片或紗布上，貼於患處，乾後，再換一次。這樣反復貼幾次，扭傷處的灼熱感和疼痛感就能消除。

方 3　蜂蜜醋水→高血壓

取杯子，舀入 1 湯匙米醋，淋入適量溫水，再加適量蜂蜜調味後飲用，每日 3 次。具有降壓的功效，對穩定血壓有益。

方 4　醋泡薑絲→胃炎

將 100 克生薑洗淨切成細絲，放在 250 毫升陳年醋中密封 3 日，每日早晨空腹服用 10 毫升。持續服用，有助於改善胃部疼痛、厭食、噁心、嘔吐等胃炎症狀。

方 5　醋液→流鼻血

流鼻血時，用棉花蘸陳年醋塞住鼻孔，即可止鼻血。

方 6　醋敷額頭→頭痛、頭暈

頭痛、頭暈時，可以用浸過醋的熱毛巾覆於額頭，重複幾次，症狀就會減輕直到消失。

方 7　米醋煮生薑→嘔吐

取 50 克鮮生薑洗淨，切片。砂鍋置火上，放入薑片，倒入 300 毫升米醋，大火燒開後轉小火煮 15 ～ 20 分鐘，除去薑片，取汁經常飲用。能有效地緩解嘔吐。

方 8　醋泡薏仁薏仁→雀斑

將 250 克薏仁浸於 500 毫升陳年醋中，密封 10 天後食用，每日服用醋液 1 匙。持續食用，能減褪色素，使皮膚白皙柔嫩。

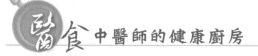
方9 醋蒜汁→灰指甲

取一個乾淨玻璃瓶，倒入 150 毫升醋；取 10 粒蒜瓣，去皮，洗淨，搗成蒜泥，放入醋中，蓋緊瓶蓋，浸泡 4 ～ 6 小時；把有灰指甲的部位放到醋蒜汁中浸泡 10 分鐘，每日浸泡 3 ～ 5 次。醋蒜汁可重複使用。經常這樣泡一泡，能去除灰指甲。

方10 塗抹醋液→神經性皮膚炎

每日 3 次用陳年醋塗抹患處，持續使用一段時間，皮膚搔癢和皮膚苔蘚化等神經性皮膚炎症狀就會減輕直到消失。

美食養生堂

老醋蜇頭

材料 蜇頭 250 克、黃瓜 50 克、香菜少許。

調料 醋 15 克，蒜末、鹽、白糖、生抽、香油、味精各適量。

做法 ① 用清水浸泡蜇頭，反復洗去細沙，切成抹刀片，放入沸水中焯燙，立即撈出，倒入涼開水中浸泡片刻，撈出，瀝乾；黃瓜洗淨，去蒂，切細絲；香菜洗淨，切小段，備用。

② 將瀝乾水分的蜇頭盛盤，放上切好的黃瓜絲、香菜段及所有調料拌勻即可。

功效 滋陰、去痰、通便，輔助治療陰虛肺燥、痰熱咳嗽、哮喘、大便燥結等症。

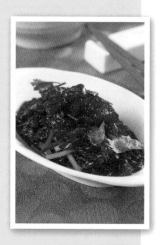

蜂蜜

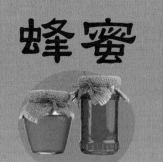

營養易被吸收

性味歸經 | 性平，味甘，歸脾、肺、大腸經。

適宜人群 | ● 女性 ● 男性 ● 兒童 ● 老年人

營養成分 | 多種糖類、多種維他命、胺基酸、鐵、鈣、磷等。

保健功效

① 抗菌消炎。蜂蜜對鏈球菌、葡萄球菌、白喉桿菌等有較強的抑制作用。

② 促進消化。研究證明，蜂蜜對胃腸功能有調節作用，可使胃酸分泌正常，縮短排便時間。

③ 提高免疫力。蜂蜜中含有的多種酶和礦物質，食用後能迅速補充體力，消除疲勞，提高人體免疫力。

④ 保護肝臟。蜂蜜對肝臟有保護作用，能促使肝細胞再生，抑制脂肪肝形成。

⑤ 預防心血管疾病。蜂蜜能改善血液成分，促進心腦血管功能。

特別提示

① 不同蜂蜜的抗氧化劑含量不同，顏色越深的含量越高。

② 長期空腹喝蜂蜜水容易使體內酸性增加，導致胃酸分秘過多而得胃潰瘍或十二指腸潰瘍，所以飯後飲用蜂蜜水最好。

營養搭配

 蜂蜜 ＋ 牛奶 ＝ 營養更全面

蜂蜜作為單糖，含有較高的熱能，可直接被人體吸收，而牛奶雖然營養價值較高，但熱能低，兩者搭配，不僅可以提供足夠的熱能，還能補充維他命、胺基酸、礦物質等營養。

這樣吃更健康

蜂蜜宜用溫水沖服，不可用沸水沖，更不宜煎煮，否則營養素會被破壞。

藥用祛病方

方1
蜂蜜水→失眠
每日睡覺前將 1 湯匙蜂蜜加入到 1 杯溫開水內飲用，可以提高睡眠品質。

方2
外敷蜂蜜→外傷
將紗布浸入蜂蜜，然後敷在傷口上，24 小時後傷口會變得非常乾淨，傷勢嚴重者需要每日換 1 次紗布。

方3
口含蜂蜜→口腔潰瘍
晚飯後漱淨口腔，用 1 勺蜂蜜敷在潰瘍處，含 1 ～ 2 分鐘再嚥下，重複 2 ～ 3 次，第 2 天疼痛就會減輕。連續數日，就會加速口腔潰瘍的創面癒合。

PART ②

巧用食物對症防治常見病

針對一些常見疾病，精選幾種輔助治療和調養效果最好、最具有代表性的食材，用最簡單易行的操作方法指導患者科學飲食，並輔以中醫保健按摩，促進身體早日康復。

感冒

感冒可分為風寒感冒和風熱感冒，風寒感冒主要症狀為發熱、怕冷、咽癢、咳嗽痰稀；風熱感冒症狀為頭痛、發熱、惡風、微出汗。治療感冒有時未必要依賴藥物，有些食物在發燒、咳嗽及鼻塞等方面有很好的改善作用。

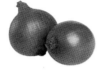 洋蔥

硫化丙烯能抗寒殺菌，抵禦感冒病毒

洋蔥鱗莖和葉子含有一種名為硫化丙烯的油脂性揮發物，具有辛辣味，能抗寒、抵禦流感病毒，有較強的殺菌作用。

🍚 **醋泡洋蔥**

將洋蔥剝去外皮，切成小塊，放入盤內，加入醋浸泡，再加少許紅酒，兩天後即可，每日早晚佐餐食用。連吃幾天，感冒症狀即可逐漸消失。

🍚 **涼拌洋蔥**

取 250 克洋蔥去外皮，洗淨，切片成絲，放在盆中，加鹽輕揉，見出汁，再放醋和白糖拌勻，1 小時後，澆上香油即可，每日 1 次，可改善由感冒引起的食欲不振。

🥛 **洋蔥蜂蜜汁**

將 100 克洋蔥汁和 5 毫升蜂蜜混合，倒入 50 毫升的開水，浸泡半個小時後滴入鼻孔，每次滴 2 ～ 3 滴，可通鼻塞，並消除感冒的其他症狀。有三種方法可以製作洋蔥汁：

❶ 將洋蔥洗淨剝皮後直接放入榨汁機，很快就可以榨出洋蔥汁。

❷ 將洗淨剝皮的洋蔥切成小塊，放入研缽內，用杵棒搗爛成泥，然後放入乾淨紗布中擠汁。

❸ 如果家裡沒有榨汁機和研缽的話，也可以將洋蔥切得細碎，放在碗內，用鹽輕揉，就可很快地濾出洋蔥汁。

☑ 生薑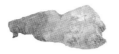

散寒發汗，緩解流鼻涕等感冒症狀

生薑性味辛溫，發散解表，屬於解表藥，生薑中含有薑醇、薑烯、水芹烯、薑辣素等成分，能消炎、散寒、發汗，緩解流鼻涕等感冒症狀，更適合風寒感冒患者。

🥃 生薑汁

取生薑 15 克、鹽 3 克，共搗成糊狀，用紗布包裹，塗擦前胸、後背、腳心、手心、肘窩一遍後，讓患者安臥。一般半小時後出汗退熱，就會自覺症狀減輕。

🥃 熱薑水泡腳

將 2 ～ 3 片生薑放入熱水中，雙腳浸於熱薑水中，水以能浸到踝骨為宜。浸泡時可在熱薑水中加點鹽、醋，並不斷添加熱水，浸泡到腳面發紅為止，睡前泡 1 次，蓋被保暖，第二天感冒症狀即可減輕。

🥃 生薑紅糖水

取生薑 25 克，切碎，加適量紅糖，以開水沖泡，頻頻飲用，可驅除風寒，治療感冒。

🥢 生薑片

早晨起床後，先飲一杯開水，然後將生薑刮去皮，切成薄片，取 4 ～ 5 片用熱水燙一下，再將薑片放入嘴裡含 10 ～ 30 分鐘，咀嚼。持續食用，可治癒感冒。

☑ 薄荷

抑制發燒和呼吸道黏膜發炎

薄荷辛涼解表，治療風熱感冒效果很好，能抑制發燒和呼吸道黏膜發炎，並促進排汗，對感冒期間呼吸道產生的症狀，如乾咳、氣喘等也有抑制作用。

🥃 薄荷茶

取 2 克乾薄荷葉，用沸水沖泡，每日早、晚飯後喝一杯，喝到感冒病癒為止。

🥢 薄荷粥

水煎鮮薄荷 30 克（乾者 10 克）5 分鐘，去渣取汁，加白米熬粥，倒入薄荷汁，稍煮，加入冰糖，粥熟後即可，早晚兩次溫熱服食，可有效清熱，輔助治療風熱感冒。

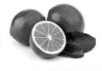

檸檬

具有開胃消食、清熱化痰的功效

檸檬富含維他命 C，可以抗菌、提升抵禦疾病的能力，有開胃消食、生津止渴及清熱化痰的功效，所以用於風熱感冒較合適。

🥛 檸檬水

取半個鮮檸檬洗淨，切片或榨汁，加入白糖或蜂蜜，再用 500～1,000 毫升溫開水沖泡，一天飲完，可以減輕流鼻涕、痰多、咽喉痛、食欲不振等感冒症狀，風熱感冒初期時飲用，可以治癒感冒。

簡易祛病按摩

每晚睡覺前，用雙手大拇指關節從迎香穴向上搓到鼻樑骨處，再回到迎香穴為一次，一般要按揉 100 餘次，對消除感冒引起的鼻塞、流涕症狀有特效。

取穴方法 迎香穴位於鼻翼外側，旁開 5 分處，大約 1 指寬的位置。

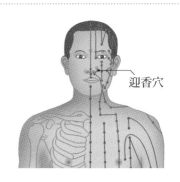

迎香穴

雙手十指自然張開，緊貼枕後部，以兩手的大拇指按壓風池穴，用力上下推壓，稍感痠脹。每次按壓不少於 32 下，多多益善，以自感穴位處發熱為度，能有效地防治感冒，並且對感冒引起的頭痛、頭暈效果更好。

取穴方法 風池穴位於頸部耳後髮際下的凹窩內，相當於耳垂齊平的位置。

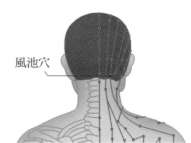

風池穴

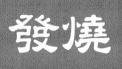

發燒是患病時的一種防禦性反應，許多疾病都可以引起發燒，且發病和消退都很快，如果不加以注意，嚴重時會引發很多併發症。面對發燒這種突發病症，若無法即時就醫，最好的辦法就是用食物緩解。

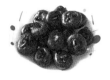

 荸薺

清熱瀉火，有很好的退燒作用

荸薺是寒性食物，有清熱瀉火的良好功效，既可清熱生津，又可補充營養，最適合用於發燒病人，有非常好的退燒作用，尤其是發燒初期的病人。

🥣 荸薺湯

將 250 克新鮮荸薺去皮，洗淨，切成絲，放入鍋中，加適量清水大火煮沸，轉小火煮至荸薺熟爛，吃荸薺喝湯，能夠快速降低體溫，緩解發燒引起的心煩口渴症狀。

🥣 煮荸薺

取 10 個荸薺去皮，洗淨，放入鍋中，加適量清水煮熟，直接食用，輔助治療發燒效果很好。

 綠豆

可以防治發熱發燒、渾身出汗等症狀

綠豆是人們夏季常食的食物，中醫認為，綠豆性味甘涼，有清熱解毒的功效，可以防治發熱發燒、渾身出汗、煩躁等症狀。綠豆皮中的類黃酮是其具有清熱功效的主要成分。

🥛 綠豆水

將適量綠豆放入鍋中加水煮爛，再加適量的糖或鹽便可飲用，可逐漸將體溫控制在正常範圍內，有效退燒。

🥣 綠豆粥

將帶皮綠豆 100 克放入鍋中，加水煮至豆皮開裂時，加入白米 50 克同煮粥，以適量白糖調味食用，能有效退燒，有利於發燒患者。

簡易祛病按摩

在前臂內側正中線，自腕至肘成一條直線為天河水，用食指和中指指腹沿著那條線從手腕推向肘，約推 100～500 次，能夠顯著緩解發燒期間的體熱、口渴、煩躁不安等症狀。

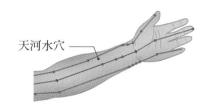

天河水穴

咳嗽

咳嗽是呼吸道疾病常見的症狀之一，是一種保護性反射動作，通過咳嗽把呼吸道中的「垃圾」清理出來，咳嗽同時往往伴有咯痰。很多患者對咳嗽不夠重視，加上對藥物的抵制心理，而不進行相關治療，往往會使咳嗽持續較長時間，影響健康和日常生活，其實通過選擇一些日常食物就能既輕鬆又便捷地治療咳嗽。

  百合

鮮品含黏液質，能潤肺止咳

百合具有清肺止咳的功效，因為其鮮品中含黏液質，有鎮靜止咳作用，可增強上呼吸道免疫力，中醫用來治療肺燥或肺熱咳嗽等症常能奏效。

🥣 **百合蜜**

將 60 克鮮百合洗淨晾乾，加 30 克蜂蜜，放入碗中拌勻，將碗放入蒸屜內隔水蒸熟，每日早晚各食用 1 次。連吃幾天，可有效止咳，尤其對於入秋後的乾咳療效更好。

🥣 **百合湯**

將鮮百合除去雜質洗淨，在清水中反復漂洗後加水入鍋，用水煮至極爛，加入適量白糖，帶湯一併食用，每日早晚各 1 次，可治療肺燥咳嗽或肺虛久咳。

🥣 **清蒸百合**

將 500 克鮮百合洗淨後掰開成片狀，置於盤中，加白糖適量拌勻，放蒸屜中蒸熟即可，能治療乾咳、久咳，並改善由此引起的失眠、心煩等症狀。

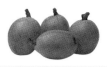 **枇杷**

提高肺功能，止咳潤燥

枇杷作為藥用水果，備受歷代醫家重視。中醫認為，枇杷有清肺、潤燥、止咳的功效。枇杷能夠止咳主要因為含有苦杏仁苷，能提升肺功能，增強抗病能力。

枇杷膏

將 600 克冰糖放入沸水中熬煮至化，加入 500 克洗淨切碎的枇杷肉繼續煮至濃稠的膏狀即可，每日分 2 次食用，3 ～ 5 天為 1 個療程，一般 1 個療程即可收到顯著的去痰止咳效果。

枇杷粥

以水煮冰糖，隨後放入淘洗乾淨的白米，煮至粥熟，放入洗淨去皮、去核的枇杷肉，加煮 10 分鐘即可，每日食用 1 ～ 2 次，止咳效果佳，同時還能生津止渴，改善口乾舌燥的症狀。

  雪梨

去痰止咳，對咽喉有良好的養護作用

雪梨所含的配糖體及鞣酸等成分，能去痰止咳，對咽喉有良好的養護作用，尤其是梨皮，止咳的作用更好，而且還含有機酸、維他命 B 群、維他命 C 及豐富的水分，有清心潤肺功效。

冰糖雪梨

將 1 ～ 2 個帶皮雪梨洗淨去核，與 30 ～ 60 克冰糖置於瓷杯內，或放碗內，置蒸鍋內，隔水蒸至冰糖溶化，吃梨飲汁，晚飯後食用，每日 1 次，可治療肺燥咳嗽，減輕無痰乾咳、唇乾咽乾症狀。

杏仁燉雪梨

取甜杏仁 15 克，去皮打碎，帶皮雪梨 1 顆洗淨切片，同放碗內，加冰糖 20 克，放水適量，置鍋內隔水燉煮 30 分鐘即可服用，每日早晚各一次，連服 3 ～ 5 天，可消除燥咳伴有的口乾咽痛、喉癢、聲音嘶啞症狀。

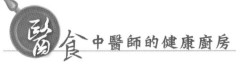

 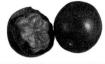 羅漢果

含有的 D-甘露醇有止咳作用

中醫藥學認為，羅漢果甘、酸，性涼，有生津止咳、潤肺化痰等功效，所含有的 D-甘露醇能發揮止咳作用，經常用於治療痰熱咳嗽、咽喉腫痛、消渴煩躁等症。

羅漢果茶

在羅漢果兩頭各鑽一小洞，放入茶杯中，沖入開水，燜約 15 分鐘，即可飲用，一般可沖泡四五次；也可以將羅漢果捏碎，每次取約 1/3，泡水當茶飲；還可以把羅漢果碾碎，倒入壺中用開水泡 5 分鐘，平時隨倒隨飲，對於痰熱咳嗽有很好的作用。

簡易祛病按摩

大拇指立起用指尖掐按列缺穴，每次 3 ～ 5 分鐘，每日 5 ～ 10 次，可緩解無其他症狀的單純性咳嗽。

取穴方法 列缺穴位於手腕內側（大拇指側下），能感覺到脈搏跳動之處。

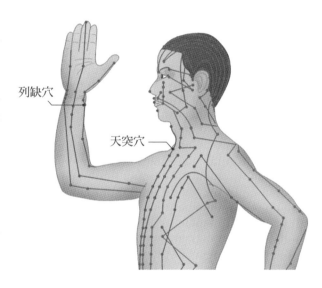

列缺穴

天突穴

用食指點按天突穴，持續按壓 1 ～ 3 分鐘，然後按順逆時針方向各做旋轉按壓 30 次，放鬆休息。可重複治療 3 ～ 5 次，直到喉部出現清涼感，咳嗽咽癢症狀減輕即可。

取穴方法 用食指點按天突穴，持續按壓 1 ～ 3 分鐘，然後按順逆時針方向各做旋轉按壓 30 次，放鬆休息。可重複治療 3 ～ 5 次，直到喉部出現清涼感，咳嗽咽癢症狀減輕即可。

口腔潰瘍

口腔潰瘍是口腔黏膜疾病中常見的潰瘍性損害，有週期復發的特點，但口腔潰瘍有自限性，一般 7～10 日即可自行痊癒。在自癒過程中，十分疼痛，特別是遇到酸、鹹、辣的食物時，疼痛更加厲害。如果在日常飲食中，注意選擇具有治療效果的食物，則能加快潰瘍面的癒合，更早擺脫這種痛苦。

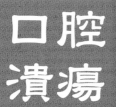

✓ 白蘿蔔

減輕潰瘍面的疼痛

白蘿蔔中含有豐富的維他命 B2、煙酸、鋅，能防治因缺乏這三種營養素而導致的口腔潰瘍。口瘡患者吃點白蘿蔔，在補充營養的同時還可減輕潰瘍面的疼痛，緩解症狀。

🥛 白蘿蔔汁

取適量白蘿蔔洗淨，切片，榨汁或者壓碎，用乾淨紗布取汁 100 毫升，加等量白開水沖兌備用，清潔口腔，以蘿蔔汁漱口，儘量讓蘿蔔汁在口中的時間長些，每日連用數次，可促進口腔潰瘍癒合。

🍚 涼拌白蘿蔔絲

將 250 克白蘿蔔洗淨，並刮去表面粗皮，切成細絲，撒上約 10 克鹽拌勻醃漬，之後再將蘿蔔絲用涼開水淘洗。擠出水分，連同鹽、醋、白糖等調料一同倒入碗內拌勻，即可食用。每日 1～2 次，可縮短口腔潰瘍康復時間。

✓ 蜂蜜

有利於口腔黏膜上皮細胞的修復

現代研究發現，蜂蜜含有腎上腺皮質激素和抑菌素，有較強的抗菌、消炎、收斂、止痛作用，有利於口腔黏膜上皮細胞的修復，促進潰瘍面癒合，發揮口腔潰瘍的治療作用。

🥛 蜂蜜汁

❶ 外敷法：將口腔洗漱乾淨，再用消毒棉花棒將蜂蜜塗於潰瘍面上，塗擦後暫時不要飲食，15 分鐘左右，可將蜂蜜連口水一起嚥下，再繼續塗擦，一天可重複塗擦數遍，連治 3 ～ 5 天可基本治癒口腔潰瘍。

❷ 含漱法：將適量純天然蜂蜜與涼白開水以 1:10 的比例兌成蜂蜜汁，在口腔清潔後含漱大約 10 ～ 15 分鐘，之後嚥下，一天含漱 2 ～ 3 次，能夠加快潰瘍癒合，持續到治癒即可。

簡易祛病按摩

睡前用拇指或中指輔以無名指點按巨闕穴約 10 分鐘，按到穴位發熱為止，連續點按，效果很好，甚至可使口腔潰瘍不再復發。

取穴方法 巨闕穴位於腹部中央，左右肋骨相交之處，向下二指寬處。

缺鐵性貧血

顧名思義，缺鐵性貧血就是因為體內缺乏鐵，而影響血紅素合成所引起的貧血，女性比男性更容易患此病症。體內缺鐵是由多種原因引起，最重要的一個原因就是對含鐵較多的食物攝取不足或者選擇的食物不利於鐵的吸收，所以要治療缺鐵性貧血必須從選擇合適的食物開始。

 黑木耳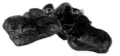

鐵質含量高，促進血紅蛋白合成

黑木耳益氣補血，每 100 克黑木耳裡含鐵 98 毫克，是各種食物中含鐵量最高的，常吃黑木耳可以充分補充鐵質，促進血紅素合成，治療缺鐵性貧血。

🥣 黑木耳米酒湯

將 50 克黑木耳浸泡、洗淨，與米酒 200 毫升一起放進燉盅內，加蓋隔水燉 3 小時便可，吃黑木耳、喝湯，分 1 ～ 2 次吃完。經常食用，能改善頭暈、疲乏等貧血症狀。

🥣 紅棗冰糖燉黑木耳

將 15 克黑木耳、15 顆紅棗用溫水泡發並洗淨,放入小碗中,加水和 10 克冰糖,將碗放置鍋中蒸約 1 小時,一次或分次食用,吃棗與木耳,飲湯。連續服用數日,可顯著增加體內鐵質含量,治療缺鐵性貧血。

✓ 豬肝

含有合成血紅素的重要原料

豬肝富含各種營養素,是預防缺鐵性貧血的首選食品。豬肝中含有豐富的鐵質和優質蛋白質,二者都是合成血紅素的重要原料,適量進食,有助於治療缺鐵性貧血。

🥣 豬肝粥

將 100 克白米放入鍋中,加水熬成薄粥,然後放入 100 克洗淨切片的豬肝,加少許蔥花、薑片及鹽調味,煮至豬肝熟即可,每日食用 1 ～ 2 次,對輔助治療缺鐵性貧血有重要作用。

🥣 黃豆豬肝湯

將 100 克黃豆洗淨,100 克豬肝洗淨,切成薄片,與鹽、味精、太白粉拌勻;鍋中加水煮沸,放入洗淨拍破的生薑、蔥段,煮幾分鐘後,放入拌好的豬肝片及黃豆,煮至豬肝片、黃豆煮熟即可食用,每日吃 2 次。連吃兩週,可逐漸改善面色萎黃等貧血症狀。

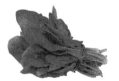

✓ 菠菜

協助鐵質的吸收,積極防治缺鐵性貧血

菠菜富含維他命 C 和葉酸,前者可協助鐵質的吸收,後者也是重要的造血物質,因此,常吃菠菜,對防治缺鐵性貧血有一定的積極意義。

🥣 蛋黃菠菜泥

將 150 克菠菜燙熟,切成泥;將炒鍋放入黃油和麵粉,稍炒後兌入 50 克牛奶,再放入菠菜泥,放辣醬油、鹽、胡椒粉和味精,開鍋後放涼;將 4 個雞蛋煮熟,去殼,切成兩半,將蛋黃挖出,填入菠菜泥;最後將蛋黃搓碎撒在做好的雞蛋上即可食用,每日 1 次,輔助治療缺鐵性貧血可收到良好的效果。

🥣 **菠菜湯**

將 500 克菠菜擇洗乾淨，切成段，並用沸水略煮撈出，放入涼水過涼。油燒熱，加薑末、醬油，烹出香味後，隨即倒入清湯 2,500 克、菠菜，待湯燒開後即可食用，吃菠菜喝湯，每日佐餐食用，對治療缺鐵性貧血有一定的食療效果。

✅ **黑芝麻**

防治貧血，改善潛在性缺鐵症狀

黑芝麻中的鐵元素含量很高，長期食用適量黑芝麻，不僅可以補充鐵，有效預防和治療缺鐵性貧血，還可以改善因缺鐵而導致的氣喘、頭暈、疲乏、臉色蒼白等潛在性缺鐵症狀。

🥣 **黑芝麻糖**

取黑芝麻 500 克，蜂蜜或白糖少許；將 500 克黑芝麻洗淨，放鍋內乾炒熟，研末，加蜂蜜或白糖拌勻即成，每次 2 匙，每日 2 次，能顯著消除頭暈、氣喘等缺鐵性貧血症狀。

🥣 **自製黑芝麻糊**

將 100 克黑芝麻和 50 克糯米粉一起倒入炒鍋中，小火反復翻炒出香味，倒入研磨機，磨細，加入糖，再打勻，倒出，放涼後，入密封罐保存；吃時舀取 3 ～ 4 匙，用開水沖成糊狀，即可食用，每日 1 ～ 2 次，可逐漸增加體內鐵含量，治療缺鐵性貧血。

簡易祛病按摩

用大拇指按揉曲池穴，每日 2 次，每次 2 ～ 3 分鐘，連續按摩幾天，輔助治療缺鐵性貧血。

取穴方法 曲池穴位於曲肘時橫紋盡處，即肱骨外上髁內緣凹陷處。

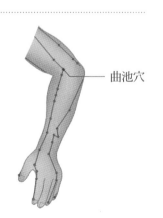

曲池穴

仰臥或正坐、屈膝，用拳頭敲打血海穴，每日敲打的時間加起來最好是 2 小時以上，最少持續一個月，可有效緩解甚至消除缺鐵性貧血的頭暈目眩等症狀。

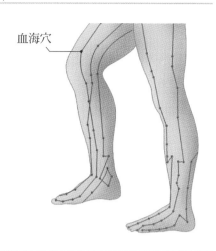

血海穴

取穴方法 血海穴位於大腿內側，從膝蓋骨內側的上角，上面約三指寬筋肉的溝，一按就感覺到痛的地方。

失眠

失眠是人體健康的大敵，然而很多人卻不會因為單純的失眠求醫，那麼食療就是一個很好的辦法。在日常生活中，很多食物具有助眠的作用，適當食用，可以幫助改善睡眠。

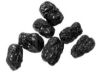 紅棗

含有安眠的葡萄糖苷，提高睡眠品質

紅棗中含有的黃酮類物質——葡萄糖苷，有鎮靜、催眠的作用，其中被分離出來的柚配質 C- 糖苷類有中樞抑制作用，能夠促進睡眠，安神定志，提高睡眠品質。

🥢 蔥白紅棗湯

把 20 顆紅棗泡發，洗淨，加水 250 毫升，用中火煮 20 分鐘，加入 8 根洗淨的蔥白，繼續用小火煮 15 分鐘即成，放涼至溫熱服用，每日 1 ～ 3 次，每次 150 ～ 200 毫升，連續睡前服用，能夠有效改善睡眠品質，尤其是對神經衰弱導致的失眠有很好的療效。

🥢 紅棗粥

取紅棗 10 ～ 15 顆泡發，洗淨，白米 60 克淘洗乾淨，將紅棗和白米一起放入鍋中，紅棗和白米煮至爛熟，可作為晚餐趁溫熱服食。經常食用，助眠效果良好。

✅ 牛奶

幫助製造血清素，產生助眠作用

研究證明，人失眠時，就是由於腦細胞分泌可抑制大腦思維活動的血清素減少，而色氨酸卻是人體製造血清素的原料，所以食用牛奶會使人體產生困倦感，產生助眠作用。

🥣 牛奶粥

先將白米 60 克淘洗乾淨後入鍋煮粥，待粥將熟時，加入新鮮牛奶約 230 克再煮為粥，晚餐時食用，有很好的助眠作用。

✅ 蓮子

增加五羥色胺供給量，幫助入眠

蓮子中含有的蓮子鹼、芳香苷等成分有鎮靜作用，食用蓮子後可促進胰腺分泌胰島素，進而增加五羥色胺的供給量，使人產生困倦感，幫助入眠。

🥣 蓮子湯

先將 300 克蓮子用清水浸脹，去衣去心，盛於大碗裡，加水浸沒，上屜，用大火蒸約 1 小時至蓮子酥爛；另取一鍋置火上，放入白糖和已蒸酥的蓮子，倒入適量水煮沸，每晚服用，即可安然入睡。

🥣 蓮子心茶

取 30 個蓮子心，放入鍋中，加適量水煎煮至熟，放入適量鹽調味，或者直接將蓮子心用沸水沖泡，燜 10 ～ 15 分鐘，飲茶吃蓮子心，每晚睡前服食，能治療伴有心煩夢多症狀的失眠。

簡易袪病按摩

用雙手大拇指按揉兩側的三陰交穴各 3 分鐘，可以發揮安神定志、促進睡眠的作用。持續按揉，對於輕度睡眠障礙有很好的治療效果，長期失眠者的睡眠品質也能得到明顯改善。

取穴方法 三陰交穴位於小腿內側、足踝上 3 吋脛骨後。

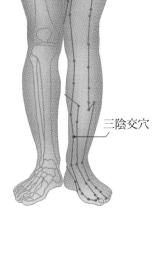

用雙手拇指指端輕輕交替按揉神門穴約 1 分鐘，若睡前按摩，按摩至有睡意即可。經常按摩神門穴能助眠安神，對失眠有很好的保健作用。

取穴方法 神門穴位於小指側腕部橫紋頭凹陷處。

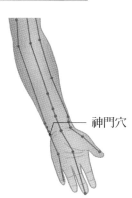

三陰交穴

神門穴

美食養生堂

蓮子百合豬肉湯

材料 瘦豬肉 250 克，蓮子、百合各 50 克。

調料 薑片、蔥段、料酒、鹽、味精各適量。

做法
1. 瘦豬肉洗淨，切片；蓮子、百合泡發洗淨。
2. 將瘦豬肉片、蓮子、百合一起放入砂鍋，大火燒沸後，加蔥段、薑片、鹽、料酒，改小火燉 1 小時，加味精調味即可。

功效 補益心脾，安神助眠，有助於治療心脾兩虛型多夢易醒及陰虛體質引起的失眠。

經痛

經痛是困擾女性的一個難題，雖然不少女性患有經痛，但是卻無法找到合適的方法調理。專家建議，女性出現經痛後，可以通過選擇合適的食物使疼痛得到有效的緩解。

 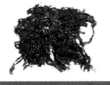

紫菜

減少緊張激素的分泌，緩解經痛

紫菜是含鎂最豐富的食物。鎂能幫助大腦傳導神經衝動並協助具有神經激素作用的活性物質維持在正常水準上，減少緊張激素的分泌，調理和緩解經痛。

🥣 紫菜湯

將 25 克乾紫菜放入清水中泡發，瀝乾水分；鍋內加適量水，煮沸，將紫菜倒入鍋內，先用大火煮沸，轉為小火慢煮 6 ～ 8 分鐘，加入鹽、醬油、胡椒粉、味精、淋入香油，再煮一會兒即可食用。經痛時食用可有效減輕疼痛。

 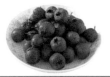

山楂

活血化瘀，尤其適合血瘀型經痛患者

中醫認為山楂具有活血化瘀的作用，是血瘀型經痛患者的食療佳品。血瘀型經痛有以下表現：行經第 1 ～ 2 天或經前 1 ～ 2 天發生小腹疼痛，待經血排出流暢時，疼痛逐漸減輕或消失，且經血顏色暗，伴有血塊。

🥣 紅糖山楂泥

取 1,000 克鮮山楂，洗淨，保留山楂核，放入鍋內，加適量水用小火熬煮，水沸後約 10 分鐘，加入 250 克紅糖，繼續熬煮 10 分鐘左右，待熬成稀糊狀即可食用。經前 3 ～ 5 天開始服用，每日早晚各吃山楂泥 30 毫升，直到經後 3 天停止服用，此為 1 個療程，連服 3 個療程即可見效。能減少經痛發生次數，並減輕經痛引起的腹痛、腰痛症狀。

簡易祛病按摩

用拇指指腹點揉足三里穴，稍加壓力，緩緩點揉，以有痠脹感為度，在經前一週左右按摩，月經來潮時應暫停，待下一月經週期再開始按摩，可有效緩解和治療經痛。

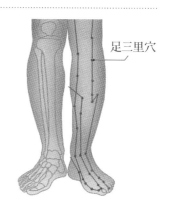

足三里穴

取穴方法 足三里穴位於小腿前外側外眼下 3 吋，脛骨前脊外側一橫指處。

更年期症候群

當女性到了絕經期前後，常常會出現一系列的不適感，統稱為更年期症候群。食物的調理對於更年期症候群能發揮輔助治療的作用，對於嚴重患者，藥物治療配合食物調理，效果更好。

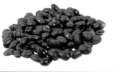 ✓ 黑豆

平衡雌激素

黑豆中所含的大量植物性雌激素成分——異黃酮能夠平衡體內的雌激素，延緩和防止與更年期密切相關的症狀，如骨質疏鬆、潮紅等現象出現。

🍚 鹽水黑豆

把 60 克黑豆淘淨，入鍋後加水，用大火燒沸，改用小火煮到黑豆熟爛，加鹽即可，分 2 次吃完，每日早晚各吃 1 次。經常食用，對更年期症候群患者有益，並能緩解多汗、抑鬱等症狀。

🍚 醋泡黑豆

將適量黑豆洗淨裝於罐內，倒入米醋浸沒黑豆。醋要始終蓋過黑豆，而且要乾淨不渾濁，放置陰涼處或冰箱冷藏保存 10 天後即可食用，每次吃 5 粒黑豆，1 日 3 次，飯後嚼碎咽下。如能將泡過豆的醋喝掉，效果更佳，能有利於延緩和防止更年期症候群常出現的潮紅等現象。

牡蠣

適合陰虛體質的更年期症候群患者

中醫認為，牡蠣有養血滋陰的功效，對陰虛內熱、煩熱失眠、心神不安的更年期症候群患者來說，經常適量食用牡蠣，可延緩和防治潮熱、煩躁、抑鬱、失眠等相關症狀。

牡蠣湯

將 60 克牡蠣肉洗淨，切片，待鍋中清水煮沸後，下牡蠣肉片，牡蠣煮熟後，加鹽、香油調味後服食，每日 1 次。持續食用，可發揮緩解更年期症候群煩熱失眠等症狀的作用，並可改善因雌激素下降而導致的性功能障礙。

  桑葚

緩解由肝腎陰虧引起的更年期症狀

桑葚有滋陰補腎的功效，可預防和緩解女性由肝腎陰虧所引起的頭暈腰痠、手足心熱、煩燥不安、心悸失眠等更年期症狀。

桑葚冰糖膏

取桑葚 500 克加適量水煮至熟爛，加冰糖 200 克，用小火熬成膏狀備用。每日 2 次，每次 15 ～ 20 克，用溫開水沖服。適用於更年期症候群頭暈目眩、失眠耳鳴、健忘多夢、鬚髮早白等症。

  核桃

安神健腦，防治更年期易怒、失眠

核桃一直是中國傳統醫學常用的藥食兩用佳品，營養豐富，具有安神健腦的作用，能安撫更年期的煩躁情緒，促進睡眠；還富含不飽和脂肪酸，降低膽固醇，防治更年期動脈硬化。

■ 核桃煮黃酒

將核桃仁 20 克搗碎，與 50 克白糖一起放入鍋中，加黃酒，用小火燒開，煮沸 10 分鐘即可，睡前 1 次服下，對於更年期症候群患者常見的失眠症狀有很好的療效。

簡易祛病按摩

兩手掌摩擦熱之後，右手食指揉按右足，左手食指揉按湧泉穴（取穴方法和位置見本書 152 頁）各 80 圈。每日早晚各揉按 1 次，能通暢氣血，促進內分泌的平衡，為防治更年期症候群的有效措施。

一面慢慢吐氣，用稍微會感覺到痛的力量以大拇指繼續按壓血海穴（取穴方法見本書 143 頁）6 秒鐘，反復做 10 次。每日持續做，能改善和緩解煩躁、焦慮、頭痛、潮熱等症狀。

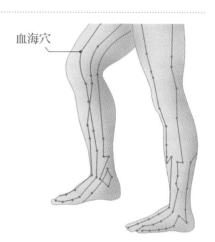

血海穴

美食養生堂

雙耳牡蠣湯

材料 水發銀耳 50 克，水發木耳、牡蠣各 100 克。

調料 料酒、蔥薑汁、鹽、雞精、味精、醋、胡椒粉、高湯各適量。

做法 ① 將木耳、銀耳撕成小塊。牡蠣入沸水鍋中焯一下撈出。

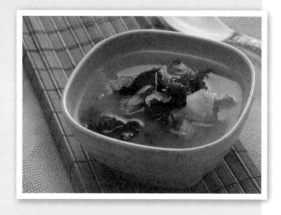

② 另在鍋內加高湯燒熱，放入木耳、銀耳、料酒、蔥薑汁、雞精煮約 15 分鐘。

③ 下入焯好的牡蠣，加入鹽、醋煮熟，加入味精、胡椒粉調勻即可。

功效 銀耳、黑木耳、牡蠣均有滋陰養血的功效，對女性更年期月經紊亂、肺腎陰虛、燥熱口乾、虛熱口渴等症狀都有很好的調養作用。

骨質疏鬆症

近年來，骨質疏鬆症的發病率有明顯上升。目前廣泛使用的雙磷酸鹽類和降鈣素之類藥物只能暫時緩解骨質疏鬆症的進程，並不能澈底治癒骨質疏鬆症。故醫學專家指出，骨質疏鬆症應以預防為主，藥物治療為輔。西方營養學家經長期研究得出結論：食物療法對預防骨質疏鬆症的效果更為顯著。

  豆腐

補充鈣質，預防骨質疏鬆症

豆腐含有豐富的鈣，能夠補充骨骼發育所需的鈣質，防治因缺鈣而引起的骨質疏鬆；足量攝入鈣有利於獲得滿意的骨峰值，對預防和延緩骨質疏鬆症的發生十分重要。

蝦米豆腐

將200克豆腐下鍋煮沸撈出，切成小丁，蝦米洗淨撈出瀝水；燒熱油，投入蔥、薑末和蝦米，炒出香味後，加醬油、糖、鹽和水，隨後將豆腐下鍋以大火燒沸，改用小火燒10分鐘左右，食用對調理和治療骨質疏鬆有很好的食療效果。

  綠花椰菜

富含鈣和維他命 K，能增加骨頭密度

綠花椰菜含有豐富的鈣和維他命 K，維他命 K 可促進骨頭組織鈣化，同時還能抑制破骨細胞引起的骨骼分解，從而增加骨密度，加上綠花椰菜中的鈣，對防治骨質疏鬆有很好的效果。

涼拌綠花椰菜

將300克綠花椰菜洗淨分成小塊，焯水後撈出放涼；將適量紅蘿蔔切成小丁，150克蘑菇切成片，焯水；切適量的蔥絲和蒜末。將綠花椰菜、紅蘿蔔、蘑菇、蔥絲、蒜末放一起，加適量鹽、醋、香油，拌勻即可。經常佐餐食用，有利於輔助治療骨質疏鬆。

簡易祛病按摩

左手或右手握拳，以食指掌指關節突起部置於腰陽關穴上，先順時針方向壓揉 9 次，再逆時針方向壓揉 9 次，反復作 36 次。每日按揉此穴，能有效緩解骨質疏鬆引起的腰部痠痛、脹痛、僵硬等症狀。

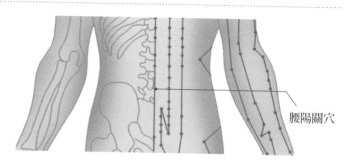

腰陽關穴

取穴方法 腰陽關穴位於腰部第四腰椎棘突下的凹陷中。

高血壓

造成高血壓的因素很多，例如鹽分攝入過量、遺傳基因、吸菸飲酒等。患上高血壓後，人們通常會服用降血壓藥來控制血壓正常，但是，長期大量服用降血壓藥會對身體產生不良反應，所以，積極食用具有降血壓效果的食物可以減少患者的藥物用量，從而減輕藥物對身體產生的副作用。

 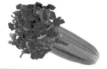 芹菜

減少腎上腺素的分泌，保持血壓穩定

芹菜含有維他命 P，能降低血管通透性，增強毛細血管壁彈性，從而降低血壓。芹菜中的鈣具有控制神經興奮的作用，減少腎上腺素的分泌，從而降低和平穩血壓。芹菜中的鉀可以維持細胞內適宜的滲透壓，能夠排泄鹽分，從而降低血壓。

芹菜汁

取芹菜 250 克去掉根，洗淨後切碎；將切碎的芹菜和適量的水放入榨汁機中榨汁，然後用紗布過濾掉渣滓，只取菜汁，根據個人愛好可以加入少許蜂蜜調味，每日飲用 2 次。

芹菜紅棗湯

取 200 克芹菜洗淨，切條；鍋置火上，加入 600 毫升水，將 5 顆棗和芹菜放入鍋內煎至水量變為 300 毫升，每日 2 次，空腹時飲用。

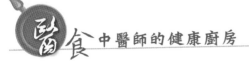

香蕉

抵抗鈉過多引起的血壓上升

香蕉含有相當多的鉀，而鈉含量很低，鉀離子可以對抗鈉離子過多造成的血壓升高和血管損傷。

🥣 生吃香蕉

每日食用 2 根香蕉，有助於穩定血壓。

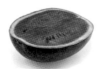

西瓜 / 西瓜皮

所含配糖體可以降壓

西瓜所含的配糖體成分具有降血壓作用，西瓜瓤和西瓜皮均有較好的降血壓效果。長期食用，可對高血壓發揮很好的防治作用。

🥛 鮮榨西瓜汁

將西瓜皮削去綠色外皮後，與西瓜瓤一起放入榨汁機中榨汁飲用。

🥣 清蒸西瓜皮

將西瓜皮洗淨，保留綠色外皮，洗淨後，放到蒸鍋內蒸 10 分鐘，取出蘸白糖吃，常吃有利於降血壓。

🥛 西瓜皮茶

將西瓜皮外的綠色外皮削下來，曬乾儲存，每日取 10 克西瓜皮，用沸水沖泡，當茶飲用。

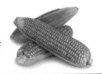

玉米鬚

利水功效明顯，有助於排出體內的鈉

玉米鬚具有清熱、利水的功效，有利於排出體內的鈉，從而發揮很好的降血壓作用。

🥛 玉米鬚水

取玉米鬚 25 克，加水放在鍋內稍煮即可，日數次，具有明顯的降血壓作用。

🍚 玉米鬚粥

取鍋放入冷水，將 100 克玉米鬚放入鍋中煮沸，100 分鐘後濾去玉米鬚，將 20 克玉米麵粉加入鍋中，煮至粥成即可。

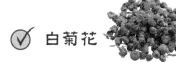

✓ 白菊花

緩解頭痛、眩暈等高血壓症狀

白菊花具有抗腎上腺素的作用，因而能降血壓，對於經常出現頭痛、眩暈、心胸悶熱等高血壓症狀的患者來說，可以有效緩解這些症狀。

🥛 白菊花茶

取白菊花 10 克左右。將白菊花放入杯中，用沸水沖泡，加蓋悶 10 分鐘，當茶頻頻飲用，一般沖泡 3 ～ 5 次，每日 1 劑。

🍚 白菊花粥

將白菊花 5 克和白米 30 克洗淨，將兩者放入鍋內一同煮粥，經常食用。

🥛 白菊花枕

將 2,000 克白菊花充分曬乾或烘乾，裝入枕心，制成藥枕使用。由於菊花的藥性揮發緩慢，一般每個藥枕可連續使用半年。

簡易祛病按摩

取坐位於床上，用兩手拇指指腹自湧泉穴推至足跟部，局部出現熱感後再終止操作。每日 1 ～ 2 次。最好於足浴後按摩湧泉穴，效果更好。

（取穴方法） 湧泉穴位於足底，蜷足時足前部凹陷處。

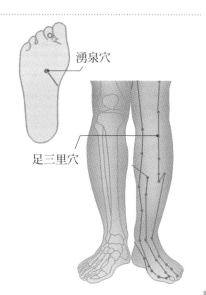

湧泉穴

足三里穴

以中指對準左腿足三里穴（取穴方法見本書 146 頁），用力連續按壓，有痠脹感，每次 3 分鐘。然後用同樣的方法按摩右腿足三里穴，早晚各 1 次。

高血糖

高血糖跟飲食不合理有直接關係，所以，合理地選擇食物，可以發揮預防和降低高血糖的作用。在日常生活中，有很多我們常吃的天然食物能夠發揮降低血糖的作用，注意常吃些這樣的食物，對降低血糖非常有益。

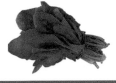

✓ 菠菜

促進胰腺分泌，有利於保持血糖穩定

菠菜富含膳食纖維，不但能清除胃腸內的有害毒素，還可促進胰腺分泌和腸道蠕動，幫助消化，對高血糖患者有益。菠菜中還含有一種類似胰島素的物質，作用與胰島素接近，能使血糖保持穩定。

🍚 菠菜根湯

鍋置火上，加入適量清水，將洗淨的 100 克鮮菠菜根和 15 克雞內金放到鍋內煮 20 分種即可，每日食用 3 次，長期飲用，有利於保持血糖穩定。

✓ 冬瓜

適合高血糖患者的低熱量蔬菜

冬瓜含有多種維他命，能夠促使體內澱粉等糖類轉化為熱能，而不變成脂肪積聚在體內；而且冬瓜又是低熱量、低脂肪、含糖量極低的食物，非常適合糖尿病患者食用。

🥤 冬瓜子茶

食用冬瓜時，不要將冬瓜子扔掉，應該將它洗淨並放在陽光下曬 3 天，備用；砂鍋置火上，加入 400 毫升的水，將 10 克冬瓜子放到鍋內用小火煎，水量剩一半時，關火，將冬瓜子過濾掉後飲用。

🍚 水煮冬瓜

取 300 克冬瓜去皮切片；鍋置火上，加入適量清水，將冬瓜片放到鍋內煮熟即可，根據個人口味可加少許食鹽調味。

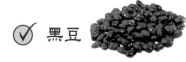

黑豆

促進胰島素分泌

黑豆中所含的胰蛋白和胰腺乳蛋白酶等可以增強胰腺功能，促進胰島素分泌，非常適合高血糖患者食用。

水泡黑豆

取 250 克黑豆洗淨，泡在 500 毫升的涼水中，5 個小時後撈出黑豆，飲用泡好的水，每日 2 次，每次 200 毫升。

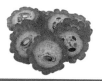

苦瓜

含有類似胰島素的物質，有效降血糖

苦瓜含有苦瓜苷和類似胰島素的物質，具有良好的降血糖作用。

苦瓜汁

取 500 克新鮮苦瓜洗淨、去籽、切塊，放入鍋中加水 250 毫升，煮 10 分鐘左右，瓜熟即可，食瓜飲汁。

涼拌苦瓜

將苦瓜一剖兩半，去瓤洗淨後切成 1 公分寬的條，在沸水中燙一下放入涼開水中浸涼撈出，控淨水分，加入鹽調料醃至入味即可。

苦瓜茶

取 3 根苦瓜洗淨，豎著切成兩半，除去瓤和籽；將苦瓜切成 2 公厘的薄片，用平底鍋乾炒，把水分炒乾後，變成褐色；放涼後將其裝入密封罐中，放入冰箱冷藏內保存，大約能保存 2 個月。每次飲用時，將 3 克苦瓜乾放入茶壺中，倒入適量開水，浸泡 3 分鐘後飲用。

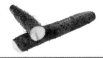 山藥

控制飯後血糖升高

山藥中含有黏液蛋白，具有降低血糖的作用；山藥含有的可溶性纖維，可推遲胃內食物排空的時間，減緩身體對糖分的吸收，控制飯後血糖急速上升。

🥣 清蒸山藥

將 3 根山藥洗淨去皮，然後切段，放入鍋中蒸熟食用。吃飯的時候吃一些，可以控制飯後血糖的上升。

🥣 山藥粥

將 1 根山藥洗淨去皮，切段；白米30 克，淘洗乾淨；鍋置火上，加入適量清水，將山藥與白米一同放入鍋內煮粥。

🥣 山藥粉

山藥適量，把山藥洗淨切成薄片，平鋪開，放在通風處晾乾後研成粉末。食用時，用水沖服，每次 2 克。有兩種方法可以製作粉末：

❶ 將晾乾的山藥片放到攪拌器內製成粉末狀。

❷ 如果家裡沒有攪拌器，可以將山藥片放在案板上，用桿麵棍桿成粉末。

簡易祛病按摩

取坐姿，雙手用大拇指分別按摩同側的太溪穴，按摩 3 分鐘，出現熱感即可。

取穴方法 太溪穴位於足內側、內腳踝後方，內踝尖與跟腱之間的凹陷處。

用左手無名指按摩右手的陽池穴 60 次，然後反過來用右手的無名指按摩左手腕上的陽池穴 60 次。

取穴方法 陽池穴位於腕背橫紋中點凹陷處。

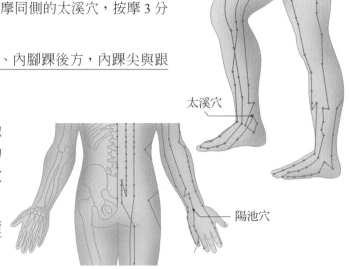

太溪穴

陽池穴

血脂異常

血脂異常對健康危害較大，是引發冠心病、動脈粥樣硬化等疾病的重要因素，同時還會導致脂肪肝、膽結石等病症。血脂異常與飲食有著密切的關係，攝入過多脂肪，容易引發血脂異常。所以，要想遠離血脂異常，不僅要避免攝入過多的脂肪，還要選擇具有降血脂功效的食物。

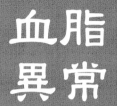

✔ 黃瓜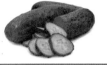

具有減肥的功效，對血脂異常有益

黃瓜中含有的丙醇二酸，可抑制糖類物質轉化為脂肪，常食用可發揮減肥的作用；黃瓜的熱量較低，是血脂異常者的理想食療良蔬。

黃瓜皮茶

黃瓜用醋水洗淨，然後用清水沖洗，擦乾，削皮；把黃瓜皮放在太陽下曬 2 天，曬乾後用手揉碎。在 200 毫升水中加入 10 克黃瓜皮煎水，水沸後改成小火，把水煎至剩一半即可。每日喝幾杯都可以，煎好的茶當天飲用。

醋煮黃瓜

取 3 根黃瓜洗淨，切成兩半；鍋置火上，加入適量清水，再加入適量米醋，將黃瓜放到鍋內煮至熟爛，撈出放入盤中，加入鹽調味即可。

黃瓜汁

取 2 根新鮮黃瓜洗淨，簡單用糖醃一下或者直接加冷開水在榨汁機中取汁直接飲用。

優酪乳黃瓜

取 2 根黃瓜洗淨不要去皮，直接切成小片；將 300 克原味優酪乳倒入碗中，輕輕攪拌，將黃瓜塊倒入優酪乳中攪拌均勻即可。

✔ 茄子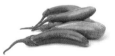

將體內過多的膽固醇排出體外

茄子在腸道內的分解產物，可與體內過多的膽固醇結合，使之排出體外，有效降低體內的膽固醇含量，防止血脂異常引起的血管損害。

🥣 涼拌茄子

取 2 個長茄子洗淨、削去外皮，切成長段；將茄子放入蒸鍋中蒸熟，夾出茄子，放入盤中，淋上鹽、蒜泥、蔥花調味即可。

✅ 香菇

促進膽固醇分解

香菇含有香菇嘌呤等核酸物質，能促進膽固醇分解，發揮降低膽固醇、降血脂的作用，還可預防動脈硬化等血脂異常併發症。

🥣 香菇炒大白菜

取 250 克大白菜擇洗乾淨，削成片；取 100 克鮮香菇去蒂，洗淨，用沸水焯燙，撈出，切為兩半；炒鍋倒入植物油燒至七成熱，炒香蔥花，放入大白菜片炒熟，下入焯好的香菇，用鹽、雞精和蒜末調味，以及太白粉勾芡即可。

✅ 綠豆

抑制膽固醇的吸收

綠豆所含的植物固醇因為和膽固醇的結構非常類似，因此在腸道中，會與膽固醇產生競爭作用，阻止腸道吸收膽固醇，進而降低血清中膽固醇的量，對調血脂有益。

🥣 綠豆飯

取 50 克綠豆淘洗乾淨，用清水浸泡 4 小時；取 50 克白米淘洗乾淨；將白米、綠豆和浸泡綠豆的清水倒入電鍋中，再淋入沒過米面 2 個指腹的清水，蓋上鍋蓋，按下蒸飯鍵，蒸至電鍋提示米飯蒸好即可。

🥣 綠豆湯

取 200 克綠豆淘洗乾淨，用清水浸泡 1 ～ 2 小時；鍋置火上，放入綠豆和浸泡綠豆的清水，再淋入約 300 毫升的清水，大火燒開後轉小火煮至湯色變綠但綠豆不開花，取湯汁飲用即可。

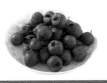

✓ 山楂

具有明顯的降脂作用

山楂所含有的三萜類和黃酮類成分能降低血清膽固醇。山楂的多種製劑都具有明顯的降脂作用，對抑制血膽固醇和三酸甘油酯的增高都有較好的療效。

🍜 **山楂湯**

用水清洗 500 克山楂，去蒂、去籽，放入鍋內煮，煮至山楂爛熟後放入 100 克白糖，飲其湯。

🍚 **水泡山楂片**

乾山楂片 5 克，放入杯中，倒入適量沸水沖泡。

簡易祛病按摩

用拇指點揉中脘穴，按揉大約 2 分鐘左右即可，能夠調節血脂，輔助治療血脂異常症。

取穴方法 中脘穴位於上腹部，身體前正中線上，臍中上 4 吋。

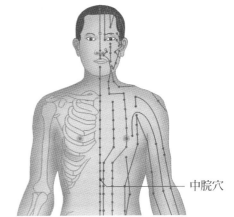

中脘穴

用拇指點揉豐隆穴，按揉大約 2 分鐘左右即可。可祛除痰濕，降低痰濕凝滯所致的血脂異常。

取穴方法 從腿的外側找到膝眼和外踝這兩點連成一條線，取這條線的中點，在脛骨前緣外側大約兩指寬，和剛才那個中點平齊的地方就是豐隆穴。

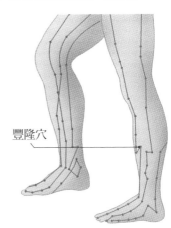

豐隆穴

痛風

痛風主要由飲食不當導致。經常大魚大肉地吃，會攝入過多的嘌呤，嘌呤最終分解代謝產生尿酸，容易導致痛風。痛風是一個「三分治，七分養」的病，平時選擇多吃低嘌呤的食物對痛風患者至關重要，是藥物治療的輔助手段。

✓ 綠花椰菜

減少尿酸沉澱，有助尿酸排出

綠花椰菜是嘌呤含量極低的高鉀食物，可以減少尿酸沉澱。綠花椰菜還具有利尿功效，有助將尿酸排出體外。

🥤 綠花椰菜汁

取半個綠花椰菜，洗淨，把根莖部分切掉，然後切碎；把切碎的綠花椰菜與 150 毫升的水放入攪拌機中攪拌 1 分鐘即可，每日 1 杯，任何時候都可以喝。經常飲用，非常有益於痛風患者。

🍚 蒜茸綠花椰菜

將 300 克綠花椰菜用手掰成小朵，放入沸水中焯至 5 成熟。鍋置火上，倒入適量植物油，將焯好的綠花椰菜放入鍋內翻炒，然後放入鹽和蒜泥，出鍋時加些味精即可。

✓ 紅蘿蔔

促進尿酸溶解，增加尿酸排出量

紅蘿蔔是鹼性食物，並且基本不含嘌呤，可以促進尿液中的尿酸溶解，增加尿酸排出量，防止尿酸性結石形成。

🥄 涼拌紅蘿蔔

洋蔥撕去老膜，去蒂，洗淨，切絲；紅蘿蔔洗淨，切絲；將上述兩種食材分別放入沸水中焯熟，撈出，放涼，瀝乾水分；取盤，放入洋蔥絲和紅蘿蔔絲，用鹽、味精和香油調味即可。

🍲 水煮紅蘿蔔

將 200 克紅蘿蔔洗淨，帶皮切片；鍋置火上，加入 600 毫升的水，放入紅蘿蔔，加入適量香油，先用大火煮沸，然後改成小火，熬至湯汁沒有為止，但不要熬糊。吃不完的可以放在密封容器中，保存在冰箱內。

簡易祛病按摩

用拇指按摩腎俞穴，每日十分鐘 通過按摩腎俞穴，可以減少尿酸合成，促進尿酸排泄，改善尿酸症，防治痛風。

取穴方法 腎俞穴位於人體的腰部，在第二腰椎棘突下，左右二指寬處。

痔瘡

中國民間有「十人九痔」的說法。而飲食是預防痔瘡、減輕痔瘡症狀、減少痔瘡復發的重要因素。如果痔瘡症狀不算嚴重，可以依靠飲食來調理，避免病情惡化。

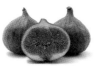 ✓ 無花果

促進排便，避免便秘加重痔瘡

《本草綱目》記載，無花果有輔助調養各種痔瘡的功效。無花果富含膳食纖維和蛋白質分解酶，能夠刺激腸道，使排便順暢，避免便秘加重痔瘡。

🥤 無花果茶

取無花果 30 克切碎，放入炒鍋內炒至半焦，每次 5 克，加白糖適量，用沸水沖泡，代茶飲。

🍲 煮無花果

將 6 個大無花果去皮後切成薄片，放入鍋中，加入 500 毫升水和適量白糖，用小火煮，煮至變軟後吃果喝湯即可。

🍲 無花果葉

將 20 克無花果葉放入鍋中煮 20 分鐘，倒入盤中，趁熱熏洗患處，每日 3 次，對外痔的療效顯著。

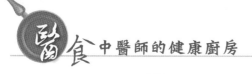

 黑芝麻

減輕痔瘡出血

黑芝麻可以促進血液循環，防止因為瘀血所造成的痔瘡；黑芝麻具有潤腸通便、減輕痔瘡出血的作用，適合痔瘡患者長期食用。

🥣 黑芝麻粥

取熟黑芝麻 6 克，白米 50 克，蜂蜜少許；鍋置火上，加入適量清水，將淘洗好的 50 克白米放到鍋內，用大火煮沸後，改用小火煮至白米 8 成熟時，放 6 克熟黑芝麻、少許蜂蜜拌勻，繼續煮至米爛成粥，每日 2 次，可在早、晚餐時食用。

🥣 黑芝麻糊

取黑芝麻 75 克，蒸熟後搗如泥，加入 90 毫升蜂蜜調勻，用熱開水沖化飲用即可。

🥤 黑芝麻汁

取黑芝麻 50 克，放到鍋內煎煮汁，然後塗抹患部，適用於外痔患者。

簡易祛病按摩

以大拇指強力漩渦般旋轉按壓承山穴，按壓 1 分鐘，停 30 秒鐘再按壓 1 分鐘，反復進行，以自己能承受為好，會感到疼、麻、脹樣感。按摩至痔瘡疼痛緩解或消失即可。

取穴方法 承山穴位於人體的小腿後面正中。

便秘

引起便秘的原因很多，也很複雜，但飲食不當會直接導致便秘。要想避免便秘，最基本的要求就是要多食用一些富含膳食纖維的食物，促進腸胃蠕動，保證排便順暢。

 地瓜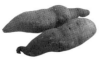

含有大量膳食纖維，刺激腸道

地瓜含有大量膳食纖維，在腸道內無法被消化吸收，能刺激腸道，增強蠕動，達到通便排毒的功效，尤其對老年性便秘有較好的療效。

🥣 煮地瓜

取 6 根地瓜洗淨，鍋置火上，加適量清水，將地瓜放入鍋內煮至熟透即可。

🥣 地瓜粥

取 100 克白米淘洗乾淨，500 克地瓜洗淨連皮切成小塊；鍋置火上，加適量清水，將地瓜與白米放入鍋內煮粥，待粥成時，加白糖適量稍煮即可。

🥣 地瓜湯

取地瓜 400 克、生薑兩片、紅糖適量；將地瓜洗淨、削皮、切塊放入鍋中，加適量清水，煮至水開後，再煮 15 分鐘，加入生薑、紅糖，再煮 7、8 分鐘即可關火，吃地瓜喝湯，每日一次。

🥣 地瓜燒南瓜

取 100 克地瓜去皮，洗淨，切塊；取 100 克南瓜去皮除籽，洗淨，切塊；炒鍋置火上燒熱，倒入適量植物油，炒香蔥花，放入地瓜塊和南瓜塊翻炒均勻，加適量清水燒至地瓜塊和南瓜塊熟透，用少許鹽和雞精調味即可。

 紅蘿蔔

水溶性纖維吸水促使腸道膨脹

紅蘿蔔含有的植物纖維是水溶性纖維，吸水性強，在腸道中體積容易膨脹，可以加強腸道的蠕動，從而利膈寬腸，達到通便的功效。

🥣 涼拌紅蘿蔔絲

取 2 根紅蘿蔔洗淨，用刀刮去表面粗皮，切成細絲，將紅蘿蔔絲放入小盆內，撒上鹽調味拌勻即可。

🥣 紅蘿蔔汁

取 2 根紅蘿蔔洗淨，帶皮放入榨汁機，加適量涼開水，一同榨汁，將榨好的汁加入適量蜂蜜調勻即可飲用。

🥣 蒸紅蘿蔔

取若干紅蘿蔔洗淨，放入蒸鍋內蒸熟即可，吃的時候可以醮著蜂蜜或白糖吃。

菠菜

助消化，促進腸道蠕動

菠菜具有助消化的作用，含有大量的植物粗纖維，具有促進腸道蠕動的作用，利於排便。

🥢 **菠菜湯**

取 150 克菠菜洗淨，連根切成段；鍋置火上，加入適量清水，將切好的菠菜放入鍋內煮 10 分鐘，加入適量鹽調味即可，喝湯吃菠菜。

🥢 **香油拌菠菜**

取 250 克鮮菠菜洗淨，放入沸水燙 3 分鐘取出，用香油拌食，每日 1 次，連吃數天，便秘症狀就會減輕。

🥢 **菠菜汁**

取 250 克鮮菠菜洗淨，帶根放入榨汁機榨汁飲用，經常飲用，可預防便秘。

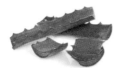 蘆薈

對上火引起的便秘較為有效

蘆薈所含的蘆薈素能增加大腸液分泌，提高大腸的排便功能，對於上火引起的熱結便秘較為有效。

🥛 **蜂蜜蘆薈**

取一個乾淨的玻璃瓶，倒入 500 克蜂蜜；取 4 ～ 5 片蘆薈葉子，去刺，洗淨，瀝乾水分，切短段，放入蜂蜜中浸泡，蓋緊瓶蓋，放在陰涼的地方一週，每日吃 1 ～ 2 段蘆薈或者取浸泡蘆薈的蜂蜜用溫水稀釋後飲用。

🥛 **蘆薈酒**

將 300 克蘆薈葉洗淨後，去除水分，削去葉子上的刺，切成小段；把蘆薈和 100 克冰糖、1 升白酒（35 度）放入寬口徑的瓶子裡，蓋上蓋子，放在陰涼處，等冰糖溶化，酒變成茶色後，將蘆薈取出，過濾後保存，每日飲用 15 毫升。

簡易祛病按摩

用一手拇指按壓另一手的支溝穴，向下按壓或作圈狀按摩，以局部感到脹痛為度，按壓 5 分鐘，每日 2～3 次。

取穴方法 用一手拇指按壓另一手的支溝穴，向下按壓或作圈狀按摩，以局部感到脹痛為度，按壓 5 分鐘，每日 2～3 次。

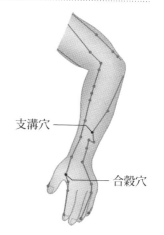

支溝穴

合穀穴

以一側拇指指腹按住合穀穴，輕輕揉動，以痠脹感為宜，每側 1 分鐘，共 2 分鐘。按揉合穀穴可以有效緩解因便秘造成的頭暈、飲食不振、腹痛等症。

取穴方法 合穀穴位於拇指、食指併攏時手背肌肉隆起的最高點，第二掌骨橈側的中點。

濕疹

近年來，濕疹的發病率呈現上升趨勢。人造食品、方便食品、反季食品給人們的生活帶來了很多便利的同時，也帶來疾病，這些食品都有可能導致濕疹。患上濕疹後，要及時排除體內毒素，所以，選擇有排毒功效的食物對濕疹患者是很有益處的。

 馬鈴薯

可以抗炎解毒，排除體內毒素

馬鈴薯含有抗炎解毒物質，並且含有大量膳食纖維，能寬腸通便，幫助身體及時排泄代謝毒素，對濕疹有較好的療效。

🥢 **馬鈴薯泥**

取 100 克馬鈴薯洗淨，去皮，放入攪拌機中攪碎或磨成泥狀，貼敷患處 0.5 公分厚，用紗布包紮，1 日換 3 次。連敷 7 天，濕疹的症狀就會減輕直至消失。

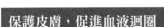

✓ 魚腥草

保護皮膚，促進血液迴圈

魚腥草對各種皮膚病都有較好的輔助治療效果。魚腥草具有抗菌抗病毒能力，含有的香味和精油成分，能刺激皮膚，強化血管，促進血液循環，使體內毒素迅速排出體外。

🥣 **魚腥草浴**

適量魚腥草曬乾後，分成幾份裝在小塑膠袋中保存，需要用時，將魚腥草袋裝在白麵粉袋內，倒上開水，提取其中有效成分，將液體與袋子一同放入浴缸中洗浴即可。

🥣 **魚腥草外敷**

將新鮮的魚腥草洗淨後，切碎，搗成糊狀，用紗布包上魚腥草貼在患處，也可以將魚腥草搗碎後取出汁液，直接塗在患處。

🥣 **魚腥草茶**

取魚腥草30克、金銀花15克、生甘草6克一同放入鍋內用水煎服，每日1劑。

簡易袪病按摩

一面緩緩吐氣，一面按壓太白穴6秒鐘，反復做20次，即可消除由濕疹引起的紅色斑疹。

取穴方法 仰臥或正坐，平放足底的姿勢，太白穴位於足內側緣，在第一蹠骨小頭後下方凹陷處。

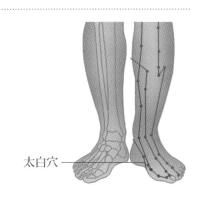

太白穴

脂肪肝

形成脂肪肝有多種原因，但大多數都與飲食有關。大量攝入高脂肪、高糖類的食物，造成脂肪在肝內過度累積，從而使肝臟受損，不能進行正常的生理活動。所以，日常工作生活，不要大吃大喝，毫無節制地滿足自己的食欲，只要合理地攝取食物，就能達到預防和輔助調養脂肪肝的作用。

 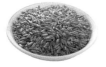 **燕麥**

降低血清膽固醇和三酸甘油酯

燕麥含有豐富的亞油酸和皂苷素，可以促進膽固醇代謝，降低膽固醇和三酸甘油酯的含量，有效對抗脂肪肝。

優酪乳拌燕麥

取 20 克燕麥片用水泡 1 小時，然後放到鍋內煮熟，取出，倒入 600 毫升優酪乳攪拌均勻即可食用。

蘋果燕麥粥

取 30 克燕麥片用水泡 1 小時，將 1 個蘋果洗淨並切塊；鍋置火上，加入適量清水，將燕麥片和蘋果倒入鍋內煮，煮至蘋果熟爛即可。

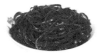 **海帶**

促進膽固醇排泄，輔助治療脂肪肝

海帶含有豐富的牛磺酸，可降低血液及膽汁中的膽固醇；海帶所含的植物纖維——褐藻酸，可以抑制膽固醇吸收，促進其排泄，有助於消除脂肪肝。

海帶水

將 100 克海帶泡洗乾淨，切成小片；將切好的海帶片放入 300 毫升礦泉水中，浸泡一晚，每日清晨飲用海帶水。

涼拌海帶絲

將 200 克海帶泡洗乾淨，切成細絲，放入沸水中焯一下，撈出盛入小盤子中，放鹽調味即可。

簡易祛病按摩

用手指腹部按揉肝俞穴 10 分鐘。肝俞穴是肝臟在背部的反應點，刺激此穴有利於防治脂肪肝。

取穴方法 肝俞穴位於背部第 9 胸椎棘突下，旁開 3 指寬處。

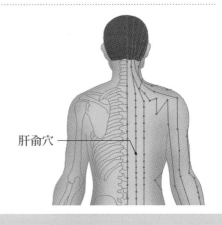

肝俞穴———

動脈硬化

高血壓、血脂異常、高血糖是誘發動脈硬化的重要因素，而大量攝入油膩食物和富含膽固醇的食物則是動脈硬化發生的主要原因。既然動脈硬化是吃出來的疾病，那麼只要選對食物也可以預防和減少動脈硬化發生的幾率。

 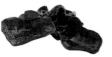 黑木耳

阻止動脈硬化，防止血栓形成

黑木耳有著血管「清道夫」的美譽，可以阻止膽固醇、三酸甘油酯在動脈壁內膜上沉積，並能阻止動脈內膜增厚、管壁硬化或鈣化。黑木耳還具有抗血小板聚集和抗凝血作用，能減少血液凝集，防止血栓形成，延緩動脈硬化的發生與發展。

🥣 涼拌木耳

取水發木耳和水發銀耳各 100 克擇洗乾淨，撕成小片，放入沸水中焯透，撈出，過涼，瀝乾水分；炒鍋置火上燒熱，倒入適量植物油，炒香蔥花、乾紅辣椒段，關火，將炒鍋內的油連同蔥花、乾紅辣椒段均勻地淋在木耳和銀耳上，用鹽和雞精調味即可。

🥣 清蒸黑木耳

取 10 克黑木耳，清洗乾淨，放在蒸鍋內隔水蒸半小時，取出，蘸芝麻醬吃。

金桔

加速膽固醇轉化，降低毛細血管脆性

金桔中富含維他命 C，能加速膽固醇轉化，發揮降脂和減緩動脈硬化的作用。金桔中還含有金桔苷等物質，可減少毛細血管脆性和通透性，減緩血管硬化。

🥛 **蜂蜜金桔茶**

將適量金桔切成兩半，去籽，切成薄片；鍋置火上，將金桔片倒入鍋內，加入和金桔片平齊的水量，水開後，加入冰糖，轉用小火熬煮，煮至金桔變軟黏稠後關火，降溫後加入蜂蜜，攪拌均勻，裝入密閉罐中存放 3 ～ 7 天。飲用時，取適量，加入水攪拌，代茶飲用。

🥛 **金桔酒**

將 500 克金桔清洗乾淨，去除水分後，和 250 克冰糖、1 升白酒（35 度）一起放入寬口徑的瓶子中。1 個月後，取出金桔，冰糖完全溶化，便可飲用，每日 20 毫升。

簡易祛病按摩

兩手十指平放在頭上，用力前後搓揉頭皮數十次，感覺頭皮發麻為止。睡覺前或起床後各做一次，按摩時，取坐式或臥式均可。長期持續能預防和治療腦動脈硬化。

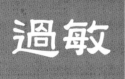

過敏是日常生活中一種很常見的現象，輕者出現皮膚搔癢、紅斑，重者則會引起鼻炎、結膜炎、心律失常等。引起過敏的因素很多，例如過敏體質、氣候、接觸過敏物、飲食等。由飲食而引起的過敏反應非常普遍，同時，有些食物可以抑制和緩解過敏反應，所以，食物也是對抗過敏的有效辦法。

 紅棗

含有大量抗過敏物質，阻止過敏反應

紅棗不僅可以提高人體免疫力，還含有大量抗過敏物質——環磷酸腺苷，可以阻止過敏反應的發生。

🥣 水煮紅棗

將 10 顆紅棗破開，分為 3 ～ 5 塊；鍋置火上，加入適量清水，將紅棗放鍋中煮 20 分鐘即可，稍涼後，加入適量蜂蜜攪拌均勻，喝湯吃棗，每日 3 次。持續服用，直至過敏症狀消失。

🥣 紅棗粥

鍋置火上，加入適量清水，將淘洗好的 15 克白米放入鍋中，同時放入 15 顆紅棗，煮至棗爛粥成即可。

🥣 生吃紅棗

每次生吃紅棗 10 克，每日 3 次，持續食用，直到過敏症狀消失。

✓ 甜椒

抑制過敏物質發生作用

甜椒含有大量維他命 C，對許多能引起過敏的物質具有抑制和減弱的作用。

🥛 甜椒汁

準備 3 個甜椒，洗淨，切片，放入榨汁機中榨汁，然後調入適量蜂蜜攪拌均勻，飲用。

🥣 涼拌三椒

取青椒、紅椒、黃椒各 1 個，洗淨切絲，放入沸水中焯 2 分鐘，撈出，放鹽調味即可。

🥣 三椒沙拉

青椒、紅椒、黃椒各 1 個，洗淨切絲，放入盤中，加入沙拉醬攪拌均勻即可食用。

簡易祛病 按摩

每日按摩右手上的肺穴 3 ～ 5 分鐘，至痠脹感即可。長期持續，可增強抗過敏的能力。

取穴方法 肺穴位於右手上無名指上方的第一個褶皺處。

胃潰瘍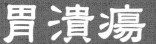

遺傳因素、生活因素、精神因素,都有可能導致胃潰瘍。患上胃潰瘍是一件很痛苦的事,腹痛、噁心、嘔吐等令人無法正常進食,所以,日常生活中,我們要常常食用一些有益於消化系統的食物,保護我們的胃部。

 南瓜

保護胃黏膜,促進潰瘍面癒合

南瓜所含果膠可以保護胃腸道黏膜免受粗糙食品刺激,促進潰瘍面癒合,另外南瓜所含的成分能促進膽汁分泌,加強胃腸蠕動,幫助食物消化。

🥢 蒸南瓜

取 300 克南瓜,去皮,洗淨去瓤,切小塊,放入蒸鍋中隔水蒸熟食用。

🥢 南瓜粥

取 100 克老南瓜去皮,洗淨切細備用;50 克白米淘洗乾淨,放入鍋中,加清水適量煮粥,待沸時放入南瓜,煮至粥熟,每日 1 次。

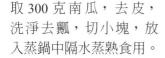 **猴頭菇**

對胃潰瘍的療效比較明顯

猴頭菇性平味甘,含有多種氨基酸和豐富的多醣體,可以幫助消化、益脾胃,對胃炎、胃潰瘍等消化道疾病有比較明顯的療效。

🥢 猴頭菇湯

取 60 克猴頭菇洗淨,用溫水浸軟,切成薄片;鍋置火上,加入適量清水,將猴頭菇放入鍋內煮,煮至猴頭菇熟透,稍加黃酒調味即可。

木瓜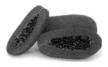

飯後吃木瓜，防止胃潰瘍

現代醫學發現，木瓜中含有一種酵素，能消化蛋白質，有利於人體對食物進行消化和吸收，飯後吃少量木瓜，對預防胃潰瘍、腸胃炎等都有一定的功效。

🥛 木瓜牛奶

取 150 克木瓜去皮，洗淨切塊，放入果汁機中加入 200 毫升牛奶，攪拌幾分鐘即可。

🥛 木瓜蜂蜜水

取 1 個木瓜洗淨，去皮切片；鍋置火上，加適量清水，將木瓜片放入鍋中煮 30 分鐘，稍涼後加入蜂蜜適量攪拌均勻即可。

簡易祛病按摩

用左手的拇指尖按壓右手曲澤穴，按壓 10 ～ 15 分鐘，每日 2 ～ 3 次；再用右手按壓左側的穴位，反復操作即可。

取穴方法 曲澤穴位於人體的肘橫紋中，將胳膊彎曲，橫紋盡處即是此穴。

PART ③

選對食物調出身體最佳狀態

根據自己的身體狀態，利用食物的藥用功效，發揮其營養價值，輕鬆快捷的製作出身體的調養食療方案，配合營養食譜和簡易按摩，將身體調整到最佳狀態！

增強免疫力

健全的免疫系統，能讓你抵抗細菌和病毒並遠離疾病。想要不生病，需要經過提升免疫力的營養素和食物來調整體質，並且避開降低免疫力的食物，只要選擇了合適的食物就能達到事半功倍的效果。

✅ 牛肉

有助於防範病毒、細菌等有害物質

補充鋅和維他命 A 可以增強免疫力。牛肉是人體補充鋅的重要來源，可以幫助人體防範病毒與細菌的侵襲。即使是輕微缺鋅和維他命 A，也會增加罹患傳染病的風險，因此適當進食牛肉，對於增強免疫力有重要的作用。

🍲 清燉牛肉湯

取 500 克牛肋條洗淨後切成小塊，放入冷水鍋裡用中火燒沸片刻，煮出血水後倒出洗淨，再將牛肉塊放入大砂鍋，加滿水，放入蔥段、薑片、料酒燒沸，撈去浮沫，改用小火燉 3 小時至牛肉軟嫩，撈去蔥薑，撒上胡椒粉即可，分 2 次吃完。經常食用牛肉湯，對於增強免疫力大有裨益。

✅ 大蒜

大蒜素抗病毒、殺菌，增強免疫力

大蒜中的大蒜素有抗病毒、殺菌的功效，能夠增強免疫力。英國研究人員的實驗證明，食用大蒜可讓感冒發生機率降低 2/3。經常咀嚼大蒜的人會大大降低罹患結腸癌和胃癌的機率。

🥛 大蒜浸液

將 10 克大蒜去皮搗爛，加冷開水 50 毫升後加白糖適量，放置 10 ～ 15 分鐘，待充分氧化至大蒜素生成即可使用。口服或外用皆有很強的殺菌作用，有助於增強免疫力。

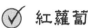 **雞蛋蒜泥**

取 1 ～ 2 個雞蛋煮熟去殼搗碎，適量大蒜搗成蒜泥，把雞蛋和蒜泥攪拌，淋上香油拌勻即可作為醬汁佐餐或者直接食用，可逐漸增強免疫力。

紅蘿蔔

有效對抗自由基，強化免疫力

紅蘿蔔中豐富的 β-胡蘿蔔素是有效對抗自由基的抗氧化劑，有助於避免身體受到自由基的傷害。而且 β-胡蘿蔔素在小腸酶的作用下，能夠轉化為提高人體免疫力所必需的維他命 A，因此，適當食用紅蘿蔔是增強免疫力的良好途徑。

紅蘿蔔炒雞蛋

將雞蛋入碗打散，加點調味料，拌勻成蛋液備用；將薑、蔥洗淨，薑切成末，蔥切成段；紅蘿蔔去皮切絲，用沸水煮透後撈出濾去水分；炒鍋下油，爆香薑、蔥，投入紅蘿蔔絲炒透，加入蛋液，快速炒熟。經常食用，有提昇抵抗力和免疫力的功效。

花椰菜

增強肝臟解毒能力，清除自由基

花椰菜豐富的維他命 C、胡蘿蔔素、硒、維他命 K 等多種具有生物活化的物質，可增強肝臟解毒能力，清除體內有害的自由基，提高有身體的免疫和抵抗力。

清蒸花椰菜

將 1 個花椰菜掰成小朵、洗淨、瀝乾水分，放在深盤子裡，撒上少許鹽，上鍋蒸 5 ～ 6 分鐘，熟後取出；另備一小鍋放醬油、加白糖和水後，加入鮮蘑菇煮沸，關火、撒下甜椒丁，淋在菜花上即可。持續食用，有助於抵抗病菌，增強免疫力。

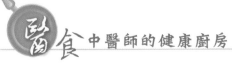

簡易保健按摩

用右空心掌輕輕扣擊百會穴，每次 108 下，經常叩擊
百會穴，有助於增強免疫力，還能調節心、腦血管系
統功能。

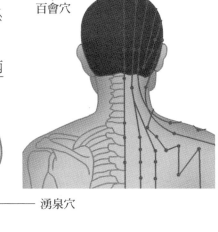

百會穴

取穴方法 百會穴位於人體頭頂正中心，可以通過兩
耳角直上連線中點來取此穴。

用手掌來回搓磨湧泉穴（取穴方法見本
書 152 頁）及足底部 108 次，要搓全掌
面，以感覺發燙發熱為準，搓畢，再用
大拇指指腹點按湧泉穴 49 下。身體免疫
力比較差的人這樣按摩，長期下來就能
有效地增強免疫力，抗禦病毒和疾病。

湧泉穴

美食養生堂

紅蘿蔔煲牛肉

材料 牛肉 300 克、紅蘿蔔 300 克。

調料 料酒、八角、薑片、鹽、花椒、雞精粉、蔥花、香油各適量。

做法
1. 紅蘿蔔洗淨，去皮切塊；牛肉洗淨切塊，用沸水汆燙一下，快速撈出。

2. 鍋入水，放入牛肉塊，加入花椒、八角、薑片、料酒，大火燒開後，
改用小火煨至牛肉七分熟，加入紅蘿蔔塊煮熟，加鹽、雞精粉調味，
撒上蔥花，淋上香油即可。

功效 這道菜含有豐富的維他命 A，能維護上皮細胞組織，如消化道、呼吸道、
泌尿道的正常生長，抵禦傳染病。

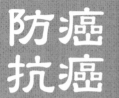

防癌抗癌

癌症是人類健康的大敵。俗話說預防勝於治療，我們平時就應有意識地防癌抗癌，利用食物防治癌症。近年來，國內外醫藥學家對食物中所含的防癌物質進行了許多研究，為人們的健康和防癌提供了有益的科學依據。

✓ 地瓜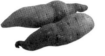

能阻斷亞硝胺的產生，有效抑制癌症

地瓜能阻斷胃腸道中亞硝胺的產生，消除食品或環境中汞、鎘、砷等引起的毒性作用，阻斷有毒金屬的致癌過程。大量報告還證實，地瓜中獨有的脫氫表雄酮能有效抑制乳癌和結腸癌的發生。

🥣 地瓜雜糧飯

取 100 克雜糧米，加入適量的水，浸泡過夜，第二天撈起，瀝乾水分；地瓜去皮切成小丁；將雜糧米和地瓜丁放入電鍋，加入比平時蒸飯多一倍半的水，再加少許玉米油蒸熟即可。經常食用，能有效降低癌症的發生率，尤其對於癌症初期的患者有很好的調理作用。

🥣 地瓜粥

將 250 克新鮮地瓜洗淨，連皮切成小塊；100 克白米洗淨，用冷水浸泡半小時，撈出瀝水；將地瓜塊和白米一同放入鍋內，加入約 1,000 毫升冷水煮至粥稠，酌量加入白糖，再煮沸即可。長期適量食用，防癌抗癌效果顯著。

這樣吃更健康

雜糧米在超市或者雜糧行都可以買到，還可以根據自己的口味搭配不同的雜糧。

✓ 黃豆

異黃酮和纖維素有助於防癌

黃豆中含有異黃酮，可取代癌細胞所賴以維生的荷爾蒙，進而抑制癌細胞的生長。此外，研究中也發現，黃豆中的纖維素可以促進腸胃蠕動，減少致癌物質停留在腸道的時間，預防癌症的發生。

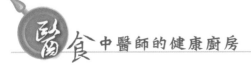

🍚 蒜苗燒豆腐

將 400 克豆腐切塊，100 克蒜苗洗淨切段；油入鍋燒熱，待油溫至六成熱時，放入蒜段煸炒至軟，加入豆腐塊，加適量的料酒、醬油、鹽、白糖，再加少許水煮沸，太白粉勾薄芡，調入味精，適量食用，對於健康人來說能發揮預防癌症的作用，對於癌症患者來說是很好的調理膳食。

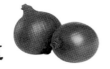

✓ 洋蔥

促進有毒物質排出體外，防癌抗癌

洋蔥內具有抗癌效能的豐富微量元素硒，可促使人體產生一種叫穀胱甘肽的物質，穀胱甘肽能使癌失去「毒性」，然後再通過消化道把它排出體外。洋蔥中含有一種名為「槲皮素」的化學物質，是目前已知的最佳天然抗癌物質之一。

🍚 涼拌洋蔥

將 400 克洋蔥洗乾淨，剝去外皮，切成絲放到冷開水中浸泡；紅、黃彩椒切絲。把洋蔥撈出，瀝乾水分，和彩椒一起裝到盤子裡，加入白醋、黑胡椒粉、白糖、鹽、味精一同攪拌均勻即可，作為佐餐小菜食用，有利於防癌抗癌。

✓ 玉米

大量氨基酸幫助抑制癌症

據美國醫學界認證，玉米中含有大量胺基酸，對抑制癌症有顯著效果。另外，玉米中的穀胱甘肽，在硒的參與下生成穀胱甘肽氧化酶，還能使化學致癌物質失去活性。

🍚 枸杞玉米羹

將 10 克枸杞洗淨泡軟；200 克玉米粒清洗乾淨；備鍋置火上，加入清水適量，放入玉米粒、20 克青豆燒至玉米粒熟爛，下白糖、枸杞煮約 5 分鐘，勾芡即可，可作為防癌抗癌的日常調理膳食。

簡易保健按摩

用大拇指垂直按壓內關穴，按壓後出現痠麻感約 5 秒即放掉，隔一至兩秒即可再按壓，整個過程約 5 ～ 10 分鐘，有助於防癌抗癌，還能有效減輕化療後噁心、嘔吐等症狀。

取穴方法 內關穴位於前掌從手腕的橫皺紋往上約三指尖寬的中央，兩筋之間。

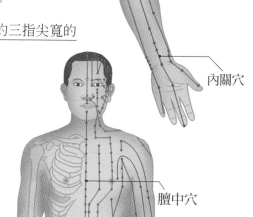

內關穴

每日用拇指或由手掌大魚際部位先順時針後逆時針方向各按揉膻中穴 20 次，反覆 10 次，對於防癌抗癌，尤其是肺癌有重要意義。

取穴方法 膻中穴位於位於人體胸部的正中線上，兩乳頭之間連線的中點。

膻中穴

美食養生堂

茴香黃豆

材料 ▶ 黃豆 250 克。

調料 ▶ 小茴香 25 克，鹽、八角各適量。

做法 ▶
① 黃豆洗淨，泡水至完全膨脹。

② 鍋置火上，倒入適量清水燒開，放入小茴香、八角、鹽攪勻，再放入黃豆煮熟，關火，讓黃豆在茴香水中泡入味，撈出瀝乾水分，即可食用。

功效 ▶ 黃豆中的異黃酮可抑制癌細胞；茴香中的多聚糖，也有抗腫瘤作用。兩者搭配，對於預防癌症有很好的功效，尤其是胃癌、腸癌。

緩解疲勞

疲勞又稱疲乏，是主觀上一種疲乏無力的不適。據統計表明，過度勞累的確可以摧殘健康。如今社會競爭日趨激烈，生活壓力越來越大，「勞累」已日益成為普遍現象。預防「疲勞症候群」，除了注意勞逸結合外，在日常生活中一定要注意補充一些具有緩解疲勞作用的食物，既能保持身體活力又能提高生活和工作品質。

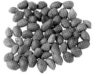

 花生

能阻斷亞硝胺的產生，有效抑制癌症

花生富含人體必需的脂肪酸——亞油酸，不含膽固醇，而且還含有維他命 B、維他命 E 及健腦物質——卵磷脂、膽鹼，對於消除疲勞、恢復體能有很好的功效，還有提高記憶力的作用。

花生豆奶

將 40 克黃豆、20 克花生仁淘洗乾淨，然後用冷水浸泡 4 ～ 5 小時，放入豆漿機中，加入 1,200 毫升清水磨碎，濾渣取汁。將汁液放入鍋中煮沸，加入白糖即成。早晚分服，當日飲完。適用於疲勞乏力等亞健康狀態，對身體疲勞尤為適宜。

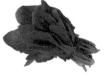

 菠菜

可加速體力的恢復，抗疲勞

菠菜中含有豐富的維他命 C，能提高肌肉耐力，加速體力恢復；同時也是鹼性食物，可中和體內乳酸，降低血液和肌肉的酸度，從而達到抗疲勞的目的。

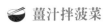 薑汁拌菠菜

將 500 克菠菜的老根去掉，清洗乾淨，放入沸水鍋中燙熟：撈出待涼，擠掉一些水，切成約 2 公分的長段，放入大碗內：生薑洗淨去皮，切碎，搗爛，加入鹽、白糖、醋、味精，拌勻後倒在菠菜上，淋上香油，拌勻即可，在消耗體力及腦力後食用，能夠緩解疲勞，補充體力。

簡易保健按摩

用另一手的拇指指腹反覆按壓或按揉勞宮穴，或兩手握拳，以中指尖按壓此穴，或兩手間夾一個核桃或鋼球之類的東西，使其在穴位上旋轉按摩，均能快速緩解精神疲勞的症狀，並有一種舒坦的感覺。

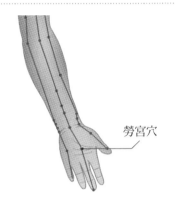

勞宮穴

取穴方法　攤開自己的雙手，然後輕輕握拳，指端觸及掌心，中指尖所點之處為勞宮穴。

醒酒解酒

節日期間探訪親友、同事聚餐、外出旅遊都免不了喝酒。如果飲酒無節制，不僅醉醺醺有失禮儀，接踵而至的頭痛、頭暈、反胃、發熱……也不好受，甚至危害身體健康。在喝酒時選擇一些有解酒功效的食物可以發揮預防醉酒的作用，甚至醉酒後也可以通過一些食物來緩解因醉酒引起的身體的各種不適。

 白蘿蔔

避免宿醉並緩解酒精帶來的不適

白蘿蔔是很好的醒酒用品，白蘿蔔中澱粉酶和維他命 C 都能加快乙醛的分解和排泄。此外，白蘿蔔中含有 91.7% 的水分，可以稀釋酒精濃度，避免宿醉情況的發生。白蘿蔔也能發揮一定的提神醒腦的作用，緩解酒精帶來的不適。

🥄 生蘿蔔

❶ 蘿蔔汁：用生白蘿蔔 500 克，洗淨榨汁，代茶飲用，每次一杯，飲 2～3 次，一般即可解酒、消酒氣。

❷ 蘿蔔片：將適量白蘿蔔洗淨切成片，嚼食，能有效醒酒解酒，並能減輕飲酒後的胃部不適。

🥄 涼拌蘿蔔絲

取 50～100 克蘿蔔切絲後用鹽抓一下，去除裡面多餘的水分，放白糖、白醋、香油適量、味精一起拌勻做為下酒菜，能減輕酒精對身體的傷害；或在醉酒後食用，有利於解酒醒酒。

✓ 豆腐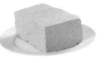

能使乙醛迅速排除，解酒效果快

豆腐含有半胱胺酸，它能分解乙醛，食後能使乙醛迅速排出，因此解酒效果很快，另外，在飲酒時做為下酒菜可以更有效緩解和預防醉酒。

🥄 麻醬拌豆腐

將適量豆腐切成塊，下入沸水中燙透，撈出，瀝淨水分，放入盤內；芝麻醬加入鹽，用清水攪開，澆在豆腐上，再淋上辣椒油，撒上香菜末即可。飲酒時食用，可有效預防醉酒，並能快速解酒。

簡易保健按摩

雙手抱住頭，用大拇指指腹按壓率谷穴，每次 3～5 分鐘，就能有效醒酒解酒，提神醒腦，防止酒後嘔吐及宿醉後的頭痛等不適症狀。

取穴方法　率谷穴位於耳朵尖上邊、正對著耳朵尖 1.5 吋處。

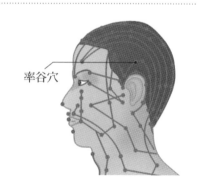

率谷穴

補益五臟

五臟包括心、肝、脾、肺、腎五個大系統，是整個人體的生命活動核心，六腑以及身體的其他各個部分，以至各種精神、情志思維活動都分別歸屬於五臟。中醫認為「藥食同源」，不同顏色的食物可以補益相應的臟器，而且可以保證自身血「質」良好。例如心功能不好的人可多食紅色食物；肝功能不好的人可多食綠色食物；脾功能（消化功能）不好的人可多食黃色食物；肺功能不好的人可多食白色食物；腎功能不好的人可多食黑色食品。

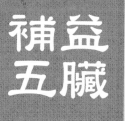

✓ 枸杞

有助於肝臟解毒，改善肝臟功能

醫學研究發現，枸杞中含有一種有效成分——甜茶鹼，有抑制脂肪在肝細胞內沉積、促進肝細胞再生的作用，有護肝及防治脂肪肝的作用。枸杞葉中所含的葉綠素也有助於肝臟解毒，同時還能改善肝功能。

🥣 枸杞銀耳羹

取銀耳 15 克、枸杞 25 克，加適量水用小火煎成濃汁，加入蜂蜜 20 克，再煎 5 分鐘即可，隔日 1 次，溫開水配服，能夠增強肝臟功能，維護肝臟健康，還能有效預防各種肝病。

✓ 山藥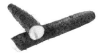

增強脾胃消化吸收功能，補脾健脾

山藥含有澱粉酶、多酚氧化酶等物質，有利於增強脾胃消化吸收功能，是一味補脾健脾的藥食兩用食品，在調理脾虛方面發揮了重要的作用。

🥣 蜜汁山藥墩

將 500 克山藥去皮切成 3.5 公分高，用沸水汆燙透撈出；鍋內加少許白糖，加熱炒呈金紅色，加水、蜂蜜，倒入汆燙好的山藥用慢火燜至糖漿稠濃、山藥熟透。將山藥裝入盤內；將剩餘的糖汁再燜一下，澆在山藥墩上即可，經常食用，有益於補脾健脾。

☑ 杏仁

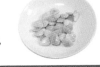

防止血小板凝結，降低心臟病風險

杏仁中含有對心臟有益的胺基酸和不飽和脂肪酸，還有維他命 E，能夠疏通血管，防止血小板凝結，降低心臟病風險。即使每週只吃一次杏仁，也能減少四分之一罹患心血管疾病的風險。

🍚 甜杏仁粥

將 100 克甜杏仁和白米洗淨；白米用冷水浸泡半小時，撈出，瀝乾水分。鍋中加入冷水約 2,000 毫升，將甜杏仁和白米放入，用大火煮沸，多攪拌幾次，再改用小火熬煮待米爛粥成時，加入冰糖調味即可。經常食用，有益心臟，降低心臟病風險。

🥛 杏仁茶

取 100 克甜杏仁，用清水浸泡 10 分鐘；100 克糯米淘洗乾淨後浸泡 5 ～ 8 小時。將泡好的糯米、杏仁一起放入攪拌機內，加入 200 毫升左右的清水磨碎，然後倒出用乾淨紗布濾淨，汁液倒入湯鍋中，加入冰糖，用小火慢慢攪拌至冰糖溶化、杏仁茶發出香味即可。頻頻飲用，能夠維護心臟健康。

☑ 紫菜

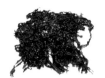

調節心臟活動，保護心血管系統

紫菜含鎂最高，現代醫學證實，鎂對心臟活動具有重要的調節作用，有利於心臟的舒張與休息。鎂可減少血液中的膽固醇含量，有利於預防高血壓及心肌梗塞，同時，可以防止藥物或環境有害物質對心血管系統的損傷，提高心血管系統的抗毒作用。

🍚 蝦米紫菜湯

將 50 克蝦米用熱水泡軟；1 個雞蛋放入碗內打勻；紫菜撕碎放入碗中；蔥切末。備鍋加熱放油，油熱後放蔥末略炒，加入適量開水，再放入蝦米，用微火略煮後，加入鹽、青菜，淋入蛋液；待蛋花浮於湯表面時，將湯倒入裝有紫菜的湯碗內即可，每日 1 次，能夠補益心臟。

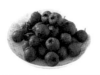

 山楂

促進消化，有利於脾發揮正常作用

《本草求真》說山楂「所謂健脾者，因其脾有食積，用此酸鹼之味，以為消磨」。山楂所含的有機酸、解脂酶和維他命 C 等具有促進胃液和膽汁分泌、增加胃中酶類（包括澱粉酶、脂肪分解酶等）的作用，促進消化，從而有利於脾發揮其正常作用。

🥢 蜜汁山楂

將 600 克山楂洗淨去核，形成一個空心圓球，放入沸水鍋內煮至五成熟，撈出剝去外皮。炒鍋內放清水 100 毫升和白糖炒至汁紅時，倒入沸水 200 毫升，放入冰糖至溶化後，再放入山楂、青橄欖和蜂蜜，用小火燉 10 分鐘；用網杓撈出山楂和青橄欖擺盤，把炒鍋內的糖汁再加熱濃縮，出鍋澆在山楂上面即可，能夠消食化積，補益脾臟。

 紅蘿蔔

增強肺部抵抗力，減緩肺功能退化

紅蘿蔔含豐富的 β- 胡蘿蔔素，可以增強肺部的抵抗能力，減緩肺功能退化，具有潤肺養肺的功效。如果能每日吃一根紅蘿蔔，長期服用，對呼吸系統能發揮保護作用，尤其是肺。

🥢 紅蘿蔔粥

將 250 克鮮紅蘿蔔洗淨，切碎；100 克白米淘洗乾淨；將紅蘿蔔和白米一起放入鍋內，加適量清水煮粥，早晚空腹食用，可以養肺，並能預防和輔助治療呼吸系統疾病。

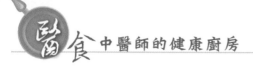

百合

滋潤肺陰，幫助肺臟抗擊毒素

百合是一種解秋燥滋潤肺陰的理想佳品，可以幫肺臟抗擊毒素。《本草綱目》中有百合可潤肺止咳的記載，對肺熱乾咳、痰中帶血、肺弱氣虛、肺結核咯血等症，都有良好的療效。

🥛 百合汁

取新鮮百合 250 克，洗淨，放入沸水中略燙，搗爛取汁，加冰糖適量，稍微加溫後飲用，每日 1 ～ 2 次，能潤肺止咳，適用於慢性支氣管炎、肺氣腫、咳嗽咯血等症。

泥鰍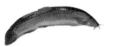

滋補腎臟，對調節性功能有較好的作用

泥鰍有補中益氣、養腎生精的功效，對調節性功能有較好的作用。泥鰍中含一種特殊蛋白質，有促進精子形成的作用，成年男子常食泥鰍可滋補腎臟。

🍲 泥鰍湯

取 200 克泥鰍，用熱水洗去黏液，除去內臟，用油稍煎；竹筍切片；鍋中注入適量清水，加入泥鰍、料酒、鹽、蔥末、薑末、木耳、筍片，煮至肉熟爛即成。經常食用，能發揮很好的滋補腎臟的作用。

黑豆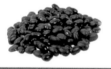

有補腎的作用，適宜腎虛者食用

中醫認為，五色中的黑色與五臟中的腎臟相對應，黑色的食物可入腎，發揮補腎的作用，因此，患有慢性腎炎等腎臟疾病且中醫辨證為腎虛的朋友，可以適當增加一些黑豆的攝入。

酸辣黑豆

將 500 克黑豆洗淨後，浸泡一天，瀝乾水分，隔水蒸至熟軟；將醋 100 克、紅糖 8 克、太白粉 20 克一起攪勻放入鍋中，用小火邊煮邊用勺攪動，至稠厚；把蒸過的黑豆倒入鍋中，加入鹽、辣椒粉，拌勻調好味後，即可食用。有補腎的功效，適合有智力減退、健忘、失眠、面色無光、眼圈發黑等腎虛症狀者食用。

簡易保健按摩

以食指、拇指指腹夾耳朵中心部，不分凹凸高低，按摩捏揉半分鐘，重點按摩耳甲腔、耳甲艇，然後用雙手中指插入耳道口，指腹向前對準耳屏內側，順逆時針各旋轉 2 ～ 3 圈後拔出，如此反覆，堅持每日早晚各做一次，具有補益五臟的功能。

每晚睡前空腹，將雙手搓熱，掌心左下右上疊放覆在神闕穴上，順時針和逆時針各按揉 100 次，以有痠脹感為度，持續按摩，能補益五臟，對五臟的功能活動均有促進和調整作用，還可以提高人體的免疫功能，防止外界致病因素的侵襲。

取穴方法 神闕穴位於臍窩正中。

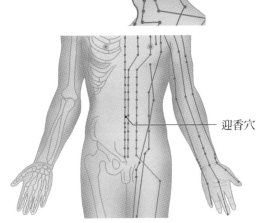

耳甲艇

耳甲腔

迎香穴

美食養生堂

百合雙豆甜湯

材料 綠豆 50 克、紅豆 50 克、乾百合 5 克。

調料 冰糖適量。

做法
1. 提前一晚將綠豆、紅豆泡在水裡，以備第二天使用。
2. 乾百合用清水泡軟，洗淨備用。
3. 鍋置火上，將泡好的綠豆、紅豆放入鍋內，加清水 1,200 毫升大火煮，煮開後改小火煮至豆子軟爛，放入百合和冰糖稍煮片刻，攪拌均勻即可。

功效 綠豆清熱解毒，有保護肝臟的作用；紅豆有良好的利尿作用，能解酒、解毒，對心臟病有一定作用；百合能滋養肺陰。三者搭配能很好地補益肝臟、心臟和肺臟。

補充鈣質

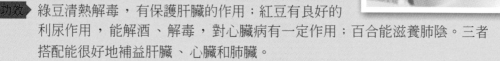

鈣是構成人體骨骼和牙齒的主要成分，在維持人體循環、呼吸、神經、內分泌、消化、血液循環、肌肉組織、骨骼組織、泌尿、免疫等系統的正常生理功能中有著重要的調節作用。鈣不能在體內合成，只能靠外界食物補充，許多日常食物可以為身體提供易吸收的鈣質。

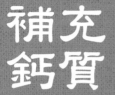

✔ 牛奶

富含易吸收的鈣，為人體提供鈣質

牛奶是人體鈣質的最好來源，它不僅鈣含量高，且易吸收，維他命 D 也較多，同時還含有豐富的乳糖，正是促進鈣質吸收的重要因素。

木瓜鮮奶

取 360 克新鮮熟透木瓜，去皮、籽，切成大塊；將木瓜塊、鮮牛奶、白糖及適量碎冰塊放入果汁機中，打碎成濃汁，作為日常飲品經常飲用，即可為人體補充鈣質。

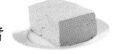

✓ 豆腐

植物食品中最好的補鈣食品

很多人都知道，豆腐是植物食品中最好的補鈣食品。大豆本身就富含鈣質，而且凝固豆腐的時候，還要加入石膏或鹵水，這兩種凝固劑都是很好的鈣質來源，能使豆腐中的鈣含量明顯增加，經常食用，補充鈣質的效果顯著。

涼拌豆腐絲

將 200 克豆腐絲以開水燙過，瀝乾水分；1 根黃瓜刷洗乾淨切成細絲；蔥、香菜清洗乾淨瀝乾，切成小段；少許醬油加辣椒粉、白糖調勻成汁，將豆腐絲、黃瓜絲、香蔥和香菜混合，淋上拌汁拌勻裝盤。佐餐食用，可為人體提供充足的鈣質，並預防因缺鈣引起的骨質疏鬆等症。

家常豆腐湯

將 500 克豆腐切成片，用沸水燙過去生味；炒鍋放大火上，加入油，放入豆腐、筍片、香菇炒熟後加高湯，煮沸後，加入蒜苗，淋入香油即可，適宜用作補充鈣質的日常膳食，補鈣效果佳。

✓ 蝦米

優質的補鈣佳品

蝦米營養豐富，尤其含鈣量非常高，是優質的補鈣佳品，能強健骨骼，促進骨骼發育，尤其適宜生長發育中的青少年、兒童，老年人常食蝦米還可預防因缺鈣引起的骨質疏鬆等症。

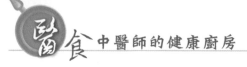
🥣 蝦米蛋羹

蝦米洗淨、浸泡後，撈出切碎；雞蛋去殼後，取蛋黃加適量溫開水打勻；放入蝦米後，隔水小火蒸熟，每日食用，能夠很好地補充鈣質。

✓ 海帶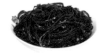

> **人類攝取鈣的寶庫**
>
> 科學家們發現，海帶是人類攝取鈣的寶庫，每 100 克海帶中，含鈣高達 1,177 毫克，對於人體補充鈣質有十分重要的意義。

🥣 酥海帶

將 300 克水發海帶洗淨，切成 2 公分的菱形片，蔥切成 2 公分；將海帶、大蔥一同放砂鍋中，加醬油、白糖、醋和少許開水，上火燒沸後加入香油，加蓋用小火燜煮，至海帶、蔥均軟時，上大火收稠湯汁，起鍋裝盤即成，分 1 ～ 2 次食完，是人體補充鈣質的良好途徑，能防治因缺鈣而引起的各種不適病症。

簡易保健按摩

用拇指指腹按揉大都穴 3 ～ 5 分鐘，以痠脹為度，對於促進鈣質吸收有重要意義，能減輕和輔助治療因缺鈣而引起的腿腳疼痛、骨質疏鬆、肌肉萎縮等症。

取穴方法 大都穴位於足內側，足大趾本節（第一蹠趾關節）前下方赤白肉際凹陷處。

用拇指指腹交替按揉兩側的商丘穴，保持痠重感即可，每次 3 分鐘左右，能幫助人體吸收和利用鈣質，並緩解因缺鈣導致的腿腳抽筋疼痛，一般按摩 3 天就能見效，腿抽筋的次數明顯減少甚至消失。

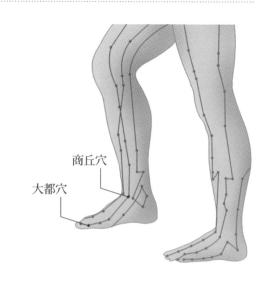

商丘穴

大都穴

取穴方法 商丘穴位於內踝前下方凹陷中，舟骨結節與內踝尖連線的中點處。

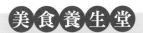

美食養生堂

海帶豆腐湯

材料 豆腐 200 克，水發海帶 100 克。

調料 蔥花、鹽、雞精粉各適量，香油 5 克。

做法 ① 豆腐洗淨，切塊；水發海帶洗淨，切菱形片。

② 鍋置火上，加適量清水燒沸，放入豆腐、海帶片、蔥花煮 8 分鐘，用鹽、雞精粉和香油調味即可。

功效 軟堅散結、清熱利水、降壓平喘，可用於甲狀腺機能亢進、頸淋巴結核、高血壓、血脂異常等症的輔助食療。

減肥瘦身

隨著生活水準提高，現代人飲食常大魚大肉，平時也因工作忙碌而沒時間運動，肥胖常因此找上門。肥胖常常伴隨許多高危險疾病，如冠狀動脈性心臟病及糖尿病等與肥胖相關疾病，是不可忽視的議題。很多減肥的朋友都知道，要減肥就要控制飲食，選擇有效的食物對減肥瘦身確實有至關重要的意義。

 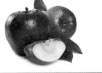 蘋果

幫助腸胃蠕動，減少脂肪的堆積

蘋果含有獨特的蘋果酸、果膠、纖維素、葉酸、維他命 C、鈣、蘋果多酚，可以促進新陳代謝，幫助腸道蠕動，使排便順利，減少身體的脂肪堆積，減少下身的脂肪，而且它的含鈣量比其他水果豐富，可減少令下半身水腫的鹽分。

🥢 **蘋果壽司**

適量蘋果、小黃瓜洗淨，切條狀，用鹽浸泡一下，瀝乾水份，火腿也切成條狀備用；白米飯拌上壽司醋，鋪在海苔上，再放上蘋果、黃瓜、火腿條捲成筒狀，切片即可食用，可作為饑餓時的主食，對減肥瘦身能發揮很好的作用。

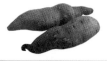

✅ 地瓜

增強腸道蠕動，有利於減肥

地瓜是很好的低脂肪、低熱能食品，含有大量膳食纖維，在腸道內無法被消化吸收，能刺激腸道，增強蠕動，通便排毒，有效阻止醣類變為脂肪，有利於減肥、健美。

🥣 鹹味甘薯飯

取 500 克地瓜洗淨、切成塊狀，瀝乾水份；在炒鍋裡加入油，把地瓜放在鍋裡翻炒至香後加入鹽；再加入適當的水，然後把米飯倒在地瓜上，小火燜熟即可。每日食用，既能減肥，又能補充充足的營養和能量。

🥣 地瓜芝麻濃湯

把 500 克地瓜去皮，切成長條放入水中；鍋中放油，放入洋蔥用中火炒軟，加入地瓜，炒至半透明；加入高湯，用微弱的中火煮，等地瓜變軟，取出一小部分裝飾；將剩下的放入容器中搗碎，加入牛奶、鹽和胡椒，放上裝飾用的地瓜和黑芝麻即可，每日 1 次，能增加飽腹感，取得較好的減肥瘦身效果。

✅ 冬瓜

抑制脂肪的轉化，防止人體發胖

冬瓜中含有丙醇二酸，能夠抑制各種食物中的碳水化合物轉化為脂肪，所以對防止人體發胖，增進健美，具有重要作用，是肥胖者減肥瘦身的理想蔬菜。

🥣 冬瓜蝦米湯

將 500 克冬瓜去皮去瓤，洗淨；蝦米泡發，連同紫菜、冬瓜加水一起倒入鍋中，加入粉絲，大火煮開後，轉小火燉 5 分鐘左右，調入鹽、醋、雞精粉、香油即可，吃冬瓜喝湯，每日食用 1 次，能夠消除體內多餘油脂，減肥瘦身。

蒟蒻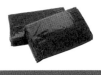

減少腸道對脂肪的吸收

蒟蒻低熱量、低蛋白質，含有優良的可溶性膳食纖維，可以減少腸道對脂肪的吸收，還能使人產生飽腹感，是理想的減肥食品。

🥢 清炒蒟蒻絲

將 350 克蒟蒻和適量蔥、薑洗淨，切絲；火腿切絲。鍋內倒油燒熱，放入蔥薑絲、火腿炒香，然後加入蒟蒻絲、鹽、味精、白糖炒入味，用太白粉勾芡即可，能抑制脂肪的吸收，從而達到減肥瘦身的功效。

🥢 涼拌菠菜蒟蒻

取 100 克菠菜洗淨，燙熟，立刻入涼水冷卻，然後瀝出水分；150 克蒟蒻洗淨，燙過沸水，濾乾，切成條；蒜製成泥，加醋、醬油、鹽、雞精粉適量、糖一小勺拌勻，倒入菠菜、蒟蒻拌勻，撒上芝麻即可，能增加飽腹感，減少進食量，進而減肥瘦身。

簡易保健按摩

睡前用雙手食指指尖同時回環揉動兩側的天樞穴（取穴方法和位置見本書 158 頁）50～100 次，逆時針和順時針方向各重複一次，長期按摩此穴能夠確保腸道健康，清除腸道內常年累積的宿便，輕鬆趕走堆積在腹部的贅肉。

進食前或晚飯後用雙手食指指腹點按中脘穴（取穴方法和位置見本書156頁）50～100次，具有控制食欲的作用，可有效防止因客觀環境因素引發的過量飽食，從而有效控制體內脂肪含量，達到減肥瘦身的目的。

益智健腦

最新研究發現，腦功能的優劣很大程度上決定於大腦的物質基礎，而大腦的物質基礎很大程度上取決於人的飲食。經常攝入與大腦需求相吻合的食物，既能使腦的基質健全發育，又能保持腦功能的健康狀態，是改善和提高大腦機能的根本性措施。

✓ 核桃

改善腦迴圈，防止腦細胞的衰退

核桃含較高磷脂，可維護細胞正常代謝，增強細胞活力，防止腦細胞衰退，是良好的健腦食品。另外，核桃中所含的微量元素鋅和錳是腦下垂體的重要成分，常食核桃有益於補充大腦營養，有健腦益智的作用。

🥢 核桃泥

將 500 克核桃打碎去殼取仁，加冰糖一起搗成泥，密封貯藏，每次取兩匙，加開水沖服，長期食用，有利於增強智力，保護腦細胞。

✓ 蛋黃

有助於增強神經系統的功能

蛋黃含有卵磷脂、維他命和礦物質等，這些營養素有助於增進神經系統的功能，所以蛋黃是較好的健腦益智食物。經常食用，可增強記憶，防止老年人記憶力衰退。

🥢 蛋黃茶碗蒸

取 3～4 個蛋黃打散，與適量的高湯混合，調稀放入蒸籠中，用略小的中火蒸3分鐘左右，菠菜取其嫩尖及紅蘿蔔分別汆燙至軟後磨成碎末，置於上面即可，能夠很好地補充大腦營養，維護大腦健康。

金針菇

增加大腦營養,提高智力

金針菇中的賴氨酸含量明顯高於其他菇類,有加強記憶、開發智力的作用,故經常食用金針菇,可補充體內所需的賴氨酸量,對增加大腦營養,提高智商和智力,及增強思維、記憶力是大有裨益的。

涼拌金針菇

將 300 克金針菇挑選洗淨,用沸水燙後撈出,黃瓜洗淨切絲,豆皮浸泡發好後切絲,3 種原料放在一起,加入適量鹽和香油調味即可,有益於健腦益智,增強思維和記憶力。

扒金針菇

將 200 克金針菇挑選洗淨,用沸水燙後撈出,加鹽、味精、雞湯調好味,扣入小碗中,上籠蒸熟;適量豌豆苗用大火快速炒熟後裝盤;將裝有金針菇的小碗扣到豌豆苗上即可。經常食用,能發揮良好的健腦益智功效。

 魚鱗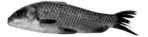

增強記憶力和思維能力

魚鱗中含有較多的卵磷脂,可增強一定程度的記憶力和思維能力,並可抑制和延緩腦細胞的衰退;還含有多種不飽和脂肪酸,是構成神經細胞膜的重要物質,被醫學專家視為老年癡呆症的「剋星」。

涼拌魚鱗凍

用清水洗淨魚體,刮下魚鱗,再用清水漂洗瀝乾,放進高壓快鍋內,加入適量的醋除去腥味;以 500 克魚鱗加 800 克水的比例,用大火煮 10 分鐘,再改用小火煮 20 分鐘,熄火減壓;開鍋將捲縮的鱗片及雜渣撈出,液體倒入容器中,靜置冷凝成膠凍狀,入蒜泥、醋、白糖、辣椒油、香油拌勻即可。經常佐餐食用,對於增強記憶力和延緩智力衰退有很好的食療效果。

簡易保健按摩

用雙手拇指指腹按揉兩側的湧泉穴（取穴方法見本書 152 頁）各 50 次，力度適中，每日持續按揉，能健腦益智，有效增強記憶力。

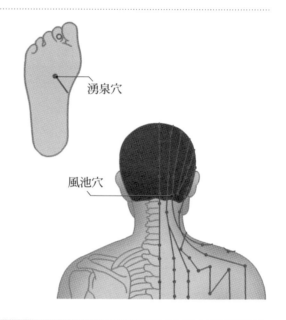

湧泉穴

風池穴

用兩手中指的指端逐漸用力向下按壓風池穴（取穴方法見本書 135 頁），待穴位出現痠脹感時，再以手指向內作環形揉動，直到痠脹感傳至同側前額眼區，再移指向下按揉頸後部約 1 分鐘，可改善腦部血液循環，提高大腦的供氧量，對增強記憶、益智強腦有獨特效果。

美食養生堂

蛋黃豆腐

材料 豆腐 200 克，蒜苗 50 克，熟鹹鴨蛋黃 2 個。

調料 蔥花、鹽、雞精粉、植物油各適量。

做法
1. 豆腐洗淨，切塊；蒜苗挑洗乾淨，切寸段；熟鹹鴨蛋黃搗碎。
2. 炒鍋置火上，倒入適量植物油，待油溫燒至七成熟，炒香蔥花，放入豆腐塊翻炒均勻。
3. 加適量清水燒沸，轉中火燒 3 分鐘，倒入蒜苗段和碎鴨蛋黃翻炒 2 分鐘，用鹽和雞精粉調味即可。

功效 維護神經系統的正常功能，增強記憶力，提高智力。

抗衰益壽

隨著生活水準的提高，現代人的壽命越來越長，其中豐富的食物是必不可少的條件。自然界中的食物多而雜，營養與功效各有不同，其中有些食物具有很強的抗氧化能力，常吃會使人延年益壽。

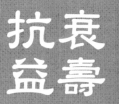

 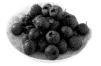 山楂

能抗氧化，預防衰老

山楂所含的黃酮類和維他命 C、胡蘿蔔素都具有很好的抗氧化能力，可以阻斷並減少自由基生成，能增強身體的免疫力，預防衰老。

🥛 山楂紅糖水

將 120 克鮮山楂洗淨搗碎，然後和 50 克紅糖一起放進鍋內，加入清水 500 毫升，用中火煎煮 30 分鐘，然後過濾去渣。飯後飲用，2 天 1 次。經常服用能促進血液循環，調理氣血，減慢衰老速度，預防出現老年斑。

TIPS

山楂對子宮有收縮作用，產前不宜多吃，否則會刺激子宮收縮，導致流產。產後食用可以促進子宮復原。

🥢 山楂羹

取 25 克鮮山楂洗淨，去蒂除籽；取 50 克鮮栗子洗淨，去皮。將山楂和栗子分別放入碗中，送入燒沸的蒸鍋蒸熟，取出。山楂搗成泥；栗子肉切丁；鍋置火上，放入山楂泥，淋入 250 克豆漿攪拌均勻，大火煮沸，轉小火煮熟，用太白粉勾芡，撒上栗子丁即可。每日食用 1 次，能逐漸增強人體免疫力，減緩人體器官的衰老進程。

TIPS

山楂含有大量的果酸，食用後要注意及時漱口刷牙，以防傷害牙齒。

✅ 松子

滋補健身，延緩衰老

松子具有補腎益氣、滋補健身的作用。《本草綱目》中記載：「海松子，濕腸胃，久服輕身，延年不老。」松子內大量的不飽和脂肪酸是一種抗氧化劑，能延緩衰老。

🍚 炒松子

將 20 克白糖化成半杯糖水備用；把 500 克沙子放入鍋內炒乾、炒燙，然後將糖水倒入炒勻，等糖煙剛一冒出，就將 1,000 克松子放入，不停翻炒，翻炒五六分鐘後，取幾粒松子砸開，如果松子仁已呈黃色即可，篩淨沙子，待松子變涼後即可食用。每日 20 粒，常吃可以延年益壽。

🍚 松子仁粥

將 10 克松子仁、100 克白米分別去雜洗淨，放入鍋中，加適量水，用大火煮沸，加入冰糖，改為小火煮 30 分鐘，成粥即可出鍋。每日早餐食用，能養血潤腸、延緩衰老，特別是對老年體弱、腰痛、便秘、眩暈有很好的補益作用。

🍚 松子核桃膏

將 30 克松子仁、30 克核桃仁用水泡過去皮，擀碎，放入 250 克蜂蜜調勻即成。每日 2 次，每次取 1 湯匙，用滾開水沖服。經常食用可以益精潤燥、補腦安神，有明顯抗衰老和益智作用。

✅ 蓮藕

補益氣血，增強免疫力

蓮藕富含鐵、鈣等微量元素，營養豐富，有明顯補益氣血、增強人體免疫力的作用，還具有抗癌功效，對抗衰益壽有益。

🍚 煨藕湯

取 100 克蓮藕洗淨去皮，切塊；鍋置火上，加入適量清水，將藕塊放置鍋內，用小火煨燉至爛熟，加入白糖調勻，飲湯食藕。經常食用有利於女性益壽養顏，延緩皮膚衰老。

涼拌藕絲

200 克蓮藕洗淨去皮,切絲,放入沸水中燙過,撈起瀝乾,用鹽、糖、白醋、味精攪拌均勻即可。經常佐餐食用可以養血止血、調中開胃,增強人體免疫力,預防疾病,抗衰老。

蓮藕粥

取 50 克蓮藕洗淨去皮,切塊;白米 100 克,淘洗乾淨;鍋置火上,加入適量清水,將藕塊與白米一同放入鍋內熬粥,熬得粥紫稠黏,藕塊酥軟,加入白糖攪拌均勻即可。作早餐或晚餐食用,可為胃口不好的老年人補充營養,抵抗衰老。

簡易保健按摩

用拇指按住命門穴,以感覺痠脹為度,揉動數十次。

取穴方法 命門穴位於人體腰部當後正中線上,第二腰椎棘突下凹陷處。經常按命門穴可強腎固本,延緩人體衰老。

用手掌按摩頭頂中央的百會穴(取穴方法見本書 169 頁),每次按順時針方向和逆時針方向各按摩 50 圈,每日 2～3 次。百會穴既是長壽穴又是保健穴,此穴經過鍛煉,可開發人體潛能,輕身延年。

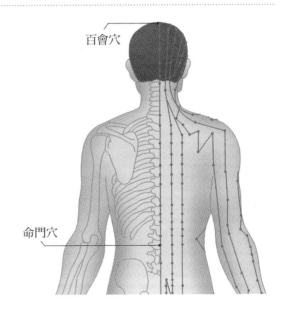

百會穴

命門穴

清除口臭

口臭，是指人們口中散發出來的異味。現代醫學研究表明，口臭形成的根本原因在於人體的免疫力降低，造成人體內臟功能失調，難以平衡和抑制產生異臭化合物氣體的病原微生物。食用或含漱一些食物，有助於消除口臭。

✅ 薄荷

特有的芳香氣味能夠抑制口臭

薄荷氣味芳香，是知名度頗高的香草，可作為調味料使用，在西餐中應用非常廣泛。薄荷的芳香氣味源自其所含有的薄荷腦、乙酸薄荷酯、薄荷酮等香味成分。薄荷的香味具有穿透力，能給人很直接的清涼感覺，不但能提神醒腦、化解心中煩悶，而且還有清熱解毒、消除口臭的功效。

🥛 薄荷茶

取 15 克鮮薄荷葉洗淨，放入杯中，沖入適量開水，蓋上杯蓋悶 5 ～ 10 分鐘，放涼至溫熱代茶飲用，每日一次。具有芳香除臭的功效，有助於消除口臭。

TIPS

產後哺乳期的女性不宜食用薄荷，以免減少乳汁分泌。

🥣 薄荷泥

取 2 ～ 3 片薄荷葉洗淨，放入研缽內，用杵棒搗爛成泥，刷牙時在擠好的牙膏表面撒些薄荷泥，然後與牙膏一同刷牙。經常這樣刷牙能令口氣清新，另外，還能讓牙齒潔白。

TIPS

薄荷很好種植，如果想在家裡種些薄荷，可以到花卉市場購買薄荷苗盆栽回家種植。

生薑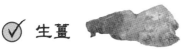

強力的殺菌作用對消除口臭很有效

生薑含有的辣味成分包括薑酮和薑油，這兩種成分都具有較強的去臭殺菌作用。

生薑片

生薑洗淨，切片，含在口中，待薑的味道變得很淡，吐出薑片即可，每日 1 ～ 2 次。經常這樣口含生薑片，就能消除這煩人的口臭。一般 3 ～ 5 天即可發揮效果。

生薑茶

生薑洗淨，切片，放入杯中，沖入開水並淹過薑片，蓋上杯蓋悶 10 ～ 15 分鐘，代茶飲用即可。經常飲用，有助於消除口臭。

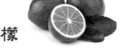 檸檬

抑制細菌繁殖，消除口臭

檸檬的味道非常酸，實驗證實，檸檬汁在 15 分鐘內能把海生貝殼內所有的細菌殺死。另外，檸檬濃郁芳香的氣味，具有較強的除臭和散發芳香作用，有助於消除口臭。

檸檬水

檸檬洗淨，切片，取 1 ～ 2 片放入杯中，沖入適量開水，蓋上杯蓋悶 5 ～ 10 分鐘，放涼至溫熱後飲用。使口氣清新、刺激唾液分泌，有助於改善口臭症狀。

檸檬片

檸檬洗淨，切小片，取 1 ～ 2 片含在口中，待檸檬味道變得很淡，吐出檸檬片即可，每日 2 ～ 3 次。一般含用 3 天左右就可淡化口臭。

簡易保健按摩

用指腹按壓承漿穴，每次按壓約 1 分鐘，可刺激唾液及消化酶的分泌，經常按這個穴位有助於消除口臭。

取穴方法 承漿穴位於面部，當頦唇溝的正中凹陷處。

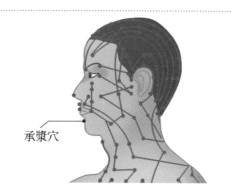

承漿穴

用左、右手的拇指指腹分別按壓左、右內庭穴，每次按壓 3 ～ 5 分鐘。有口臭毛病的人可以經常按這個穴位，有助於緩解口臭，使口氣清新。此外，常按壓內庭穴還能夠袪除體內的火氣。

取穴方法 內庭穴位於足背第二、三腳趾之間的縫隙交叉處。

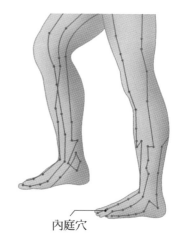

內庭穴

去火

上火雖然不是大毛病，但它卻可以帶來一系列的症狀，例如頭痛頭暈、口苦口臭、喉嚨腫痛、口腔潰瘍、尿黃便秘等等，給我們帶來了很多痛苦。有的人天生內火旺盛，容易上火。當然，氣候變化、飲食也是導致上火的主要原因。所以，上火的時候，除了吃一些清熱去火的藥物，最健康的莫過於多吃一些性涼去火的食物。

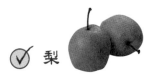

✓ 梨

清熱去火，止咳潤肺

梨性寒涼，具有生津止渴、潤肺清熱、止咳化痰的功效，主要用於氣喘咳痰、肺熱咳嗽、感冒咽痛等病症的輔助調養。梨還具有利尿作用，能帶走體內燥熱。

🥣 米醋泡梨

取梨 2 個洗淨，帶皮用米醋浸漬半小時，然後搗爛，榨汁取液，慢慢咽服。早晚各 1 次，有助於緩解上火引起的咽喉腫痛。

🥤 秋梨膏

將 5 個梨洗淨去皮，切塊；鍋置火上，加放適量清水，將梨塊倒入鍋內，加入適量冰糖一同熬至湯汁黏稠即可，待涼後盛出裝入玻璃罐中；早晚各服 2～3 匙，對於由肺熱引起的咳嗽很有效。

🥣 冰糖蒸梨

將 4 個雪梨洗淨，切去頂端，挖出梨核，做成雪梨盅；將 50 克冰糖放入雪梨盅中，放入蒸鍋內，隔水蒸 30 分鐘，取出即可服用。

🥤 梨藕汁

將 1 個梨和 100 克藕洗淨去皮，切塊，放在攪拌器內攪碎，過濾飲汁。

🥣 梨湯

將 2 個梨洗淨，切塊，放入鍋中煮沸 20 分鐘，喝湯吃梨。每日 1 次，去肝火。

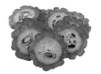

✓ 苦瓜

清熱利尿，適合心火旺盛者食用

苦瓜性寒、味苦，具有清熱去心火、利尿涼血的功效。對於心火旺盛的人來說，吃苦瓜可以去火靜心。

🥣 苦瓜湯

鮮苦瓜 1 個切碎；鍋置火上，加入適量清水，將苦瓜放入鍋中煎沸 30 分鐘即可。

🥤 苦瓜泥汁

先將 3 條鮮苦瓜洗淨，剖開去瓤，搗爛如泥，加入 60 克白糖調拌均勻，2 小時後將水汁擠出，一次飲用。

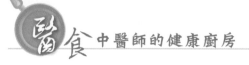

苦瓜綠茶飲

將 1 個苦瓜上端切開，挖去瓤，裝入適量綠茶，把苦瓜掛於通風處陰乾；將陰乾的苦瓜取下洗淨，連同茶切碎，混勻；每次取 10 克放入杯中，用沸水沖泡飲用。

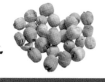

蓮子

改善心火亢盛引起的煩躁等症狀

蓮子性寒、味苦，有清心、去熱的功效，可以輔助調養心火亢盛所致失眠、煩躁等。

蓮子粥

白米 100 克和蓮子 20 克泡入水中發脹後，鍋置火上，加入適量清水，將蓮子帶心放入鍋內，煮至爛熟時，撈出備用；將淘洗好的白米倒入鍋內煮至粥即將熟時，將蓮子倒入鍋內，加入冰糖，稍燉即可食用。

TIPS

烹調時為了縮短時間，可以將蓮子先用熱水泡一段時間，這樣蓮子更易煮熟。

水泡蓮子心

蓮子心適量，用沸水沖泡飲用，可以去心火，適於火旺體質。

TIPS

夏天吃火鍋容易上火，在沾醬內適當加入一些蓮子可以達到清熱去火的功效。

簡易保健按摩

用熱水泡腳約 10 分鐘，然後用大拇指從下向上推揉太沖穴（取穴方法和位置見本書 147 頁）3 分鐘即可。由於它屬於足厥陰肝經，因此按摩此穴對肝火旺盛帶來的上火症狀具有非常好的效果。

每日早晚用大拇指點揉內庭穴（取穴方法和位置見本書 189 頁）100 次即可。內庭穴是足陽明胃經的滎穴，滎穴可以說是熱症、上火的剋星。如果有口臭、便秘、咽喉腫痛、牙痛等不適症狀時，可以多按內庭穴。

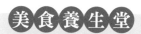

美食養生堂

雪梨百合蓮子湯

材料 雪梨 2 個、百合 10 克、蓮子 50 克、枸杞少許。

調料 冰糖適量。

做法 ① 將雪梨洗淨，去皮除核，切塊；將百合、蓮子分別洗淨，用水泡發，蓮子去心；枸杞洗淨，待用。

② 鍋置火上，放適量水燒沸，放入雪梨塊、百合、蓮子、枸杞、冰糖，水開後再改小火煲約 1 小時即可。

功效 雪梨、蓮子都有清熱去火的功效，搭配具有滋陰功效的百合，有助於消除煩躁、咳痰等不適症狀。

排毒

我們的身體無時無刻都在進行新陳代謝，代謝過程中所產生的廢物如果不能及時排出體外，越積越多，就會成為有毒物質，危害我們的健康。同時，我們每日都在不斷地呼吸，空氣中的各種污染都會被吸入體內，成為身體內的毒素。這些毒素會在我們的五臟六腑以及血液中停留、貯存。所以，排毒是保證身體健康非常重要的一個環節，這就需要多吃一些具有排毒功效的食物來為我們的身體做清潔。

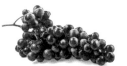

✓ 紫葡萄

清除體內垃圾，使毒素排出體外

紫葡萄具有排毒作用，能幫助腸內黏液清除肝、腸、胃、腎內的垃圾。紫葡萄中含有天然的聚合苯酚，能與病毒或細菌中的蛋白質結合，使之失去傳染疾病的能力。紫葡萄可以利尿消腫，迅速將毒素隨尿液排出體外。

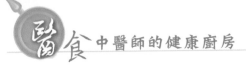

葡萄汁

將適量紫葡萄洗淨，倒入榨汁機內，倒入適量冷開水，一同榨汁飲用。

醋葡萄乾

將10克紫葡萄乾放到容器內，澆上1湯匙醋，放置5分鐘即可食用。

葡萄蜜膏

將500克紫葡萄搗爛，取其汁液；鍋置火上，將葡萄汁倒入鍋內，用小火煎熬至濃稠時，加入等量蜂蜜煎沸備用。每次1匙，用沸水沖服。

✓ 豬血

排出人體內的粉塵、有害金屬

中國傳統醫學認為，豬血有利腸通便、清除腸垢的功效。現代醫學證實，豬血中的血漿蛋白經過人體胃酸和消化液中的酶分解後，能產生一種解毒和潤腸的物質，可以與入侵腸道中的粉塵、有害金屬發生化學反應，使其成為不易被人體吸收的廢物而被排泄掉。

豬血豆腐湯

將豬血200克和豆腐150克切成小塊，並把豬血放入沸水燙一下；鍋置火上，倒入適量植物油，油熱後，爆炒香蔥、薑，然後放入豬血，加料酒與水，水燒沸後，加入豆腐煮5分鐘，最後加入鹽調味即可。此湯可以清腸排毒。

✓ 黑木耳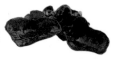

清除體內雜質，幫助腸道消化

黑木耳中的膠質可以把殘留在人體消化系統內的灰塵、雜質吸附和集中起來，並排出體外，從而發揮清滌腸胃的作用。黑木耳還能幫助腸道消化某些難以消化的纖維類物質，例如頭髮、穀殼、木渣、沙子、金屬屑等異物。

木耳羹

取黑木耳20克用水浸泡，洗淨，切片；鍋置火上，加入適量清水，將黑木耳倒入鍋內，煮至木耳熟爛以後，加入適量白糖攪拌均勻，喝湯吃木耳。

TIPS

用溫水清洗木耳，並在水中加入少許澱粉，之後再進行攪拌，這樣可以去除木耳上細小的雜質和殘留的沙粒。

🥢 涼拌黑木耳

取鮮木耳 200 克洗淨切好，放入沸水中焯一下，放入盤中，加放蒜泥、鹽、味精、香油攪拌均勻，醃至木耳入味時即可食用。

TIPS

在溫水中清洗木耳時，放入少許鹽，再浸泡半小時可以讓木耳快速變軟。

簡易保健按摩

睡前用雙手食指指端同時逆時針、順時針方向按摩天樞穴（取穴方法見本書 158 頁）各 50 ～ 100 次。天樞穴與胃腸道聯繫緊密，長期按摩此穴能夠確保腸道健康，清除腸道內的宿便。

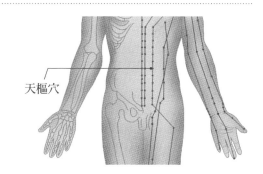

天樞穴

美食養生堂

韭菜燒豬血

材料 豬血 100 克，韭菜 50 克。

調料 蔥花、花椒粉、鹽、雞精粉、植物油各適量。

做法

1 豬血洗淨，切塊；韭菜挑洗乾淨，切寸段。

2 炒鍋置火上，倒入適量植物油，待油溫燒至七成熱，撒入蔥花、花椒粉炒出香味。

3 倒入豬血翻炒均勻，加適量清水大火燒沸，轉小火燒 8 分鐘，放入韭菜段炒熟，用鹽和雞精粉調味即可。

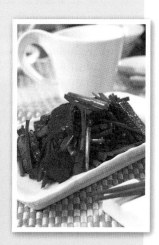

功效 豬血本身有潤腸解毒的作用，配合富含膳食纖維的韭菜，可促進體內有害物質的排出。

祛濕

濕邪是現代人健康的剋星，是絕大多數疑難雜症和慢性病的源頭或幫兇。只要濕邪少了，一切所謂的現代病都會遠離我們，一切慢性疾病也會失去存在的倚仗。如何對付濕邪，祛除濕邪呢？可常吃些具有祛濕功效的食物。

✓ 櫻桃

祛風除濕，減輕風濕腰腿疼痛

櫻桃性溫熱，並具有補中益氣的功效，能祛風除濕，對風濕腰腿疼痛、四肢麻木、關節屈伸不利等病症有良效。

🥣 櫻桃甜湯

將櫻桃 2,000 克洗淨，放入鍋中加水煎煮 20 分鐘後，再加入白糖 1,000 克繼續熬煮至湯汁黏稠即可。放入冰箱保存，每日服用 35 克。

🥤 櫻桃酒

將櫻桃 500 克洗淨擦乾後放入玻璃罐中，加米酒 1,000 毫升浸泡，密封，每 2 ～ 3 日攪動 1 次，15 ～ 20 天即可飲用，每日早晚各飲 50 毫升（含櫻桃 8 ～ 10 枚）。此酒具有祛風勝濕的功效。

🥣 櫻桃醬

將櫻桃 1,000 克洗淨後，分別在每個櫻桃上切一小口，剝去皮，去籽；鍋置火上，加適量清水，將果肉和白糖一起放入鍋內，用大火煮沸後轉中火煮，撈去浮沫，再煮，煮至湯汁黏稠時，加入檸檬汁，略煮一下，關火，置涼即可。

🥤 櫻桃汁

將櫻桃 80 克洗淨後去核，放入榨汁機中加冷開水 1 杯攪拌成櫻桃汁，倒出即飲。

✓ 薏仁

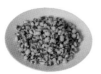

健脾、祛濕

《本草綱目》中記載，薏仁能「健脾益胃，補肺清熱，祛風勝濕。」陰雨潮濕的天氣裡常吃些薏仁可健脾、祛濕。

🥤 薏仁茶

取 100 克挑揀乾淨的薏仁放置鍋內用小火炒至微黃色，取出，放涼後裝入密封容器內。每日取適量泡茶喝。

TIPS

薏仁非常容易受潮、生蟲和發霉，應該貯藏於通風、乾燥處。貯藏前要篩除薏仁中的粉粒、碎屑，以防生蟲和生霉。

🍜 薏仁紅豆湯

將薏仁 10 克與紅豆 20 克分別淘洗乾淨，然後放在保溫瓶裡，倒入適量開水，塞緊瓶口悶著，經過一晚上的浸泡，第二天就成薏仁紅豆湯，當做早餐吃掉。

TIPS

薏仁和紅豆都很硬，放在鍋裡不容易煮熟，而過度烹煮也會破壞營養，所以烹飪之前，最好用水浸泡一段時間，這樣就會縮短烹飪時間。薏仁紅豆湯通常都不會很黏稠，有的人想喝黏稠的粥，便會加入白米一起煮粥，但是這樣就減輕了祛濕的功效，因為薏仁和紅豆都是祛濕，而白米長在水裡，具有濕氣，所以要想達到最好的祛濕效果，最好不要將其與白米一同煮粥。

🥤 薏仁酒

取 100 克挑揀乾淨的薏仁放置鍋內用小火炒至微黃色，取出磨碎，放涼後裝入密封容器內，加入米酒 400 毫升浸泡，一週後即可飲用，每次服 20 毫升。

TIPS

因為薏仁會使身體冷虛，虛寒體質不適宜長期服用，並且薏仁所含的糖類黏性較高，吃太多可能會妨礙消化。

簡易保健按摩

祛濕按按穴位也能發揮一定作用。平時點按足三里穴（取穴方法見本書 146 頁），有健脾胃的作用，有助於運化體內水濕，發揮祛濕的功效。

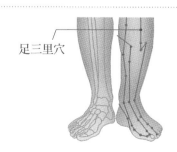

足三里穴

美食養生堂

冬瓜薏仁瘦肉湯

材料 ▶ 冬瓜、薏仁各 100 克,瘦豬肉 50 克

調料 ▶ 蔥花、鹽、雞精粉適量,香油 4 克。

做法 ▶
1. 薏仁淘洗乾淨,用清水浸泡 6 小時;冬瓜除籽,帶皮洗淨,切塊;瘦豬肉洗淨,切片。

2. 鍋置火上,放入薏仁和瘦豬肉,加適量清水煮沸,改小火煮至八成熟,放入冬瓜塊煮至熟透,用蔥花、鹽、雞精粉和香油調味即可。

功效 ▶ 冬瓜、薏仁都有很強的祛濕利水功效,經常食用有利於祛除體內的濕邪,幫助消除各類水腫。

減壓

現代生活節奏越來越快,競爭越來越激烈,人們的壓力也越來越大。壓力已然成為我們生活中不可避免的一部分,既然無法逃脫,與其抱怨發牢騷,不如找一些減壓的食物和方法來放鬆。

 番茄

平衡心理壓力

番茄的茄紅素是優質的抗氧化物,它能在壓力產生時保護人體不受自由基傷害,減少疾病發生。另外,人在承受較大心理壓力時,身體消耗的維他命 C 比平時多 8 倍左右,番茄富含維他命 C,能及時補充身體消耗的維他命 C,並平衡心理壓力。

白糖拌番茄

將 100 克番茄洗淨切塊,放入盤中,加入適量白糖,拌勻即可食用。

番茄優酪乳

將 1 個番茄放入熱水中燙一下,然後用冷水浸涼,撕去外皮,去蒂後,切成大塊;將番茄與 500 毫升優酪乳一同放入榨汁機中攪拌,倒出即可飲用。

香蕉

緩解緊張情緒，保持心情愉快

香蕉中富含的鉀能保持人體電解質平衡及酸鹼代謝平衡，使神經肌肉的興奮性維持常態，協調心肌收縮與舒張功能，使血壓處於正常狀態。所以，常吃香蕉可以緩解緊張情緒，穩定心態。

🍚 香蕉小米粥

鍋置火上，加入適量清水，將淘洗好的 10 克小米倒入鍋內煮粥，煮至粥快成時，將香蕉 2 根去皮切片置入鍋中，一同煮至粥成即可食用。

簡易保健按摩

用手指按壓手掌根部內側的神門穴 300 下。神門穴（取穴方法和位置見本書 145 頁）具有安神的功效，可以緩解因壓力過大而導致的失眠狀況。

吸氣，用手指強壓大敦穴 7 ～ 8 秒鐘，然後慢慢吐氣，每日就寢前重複 10 次左右。指壓大敦穴可以緩解壓力過大導致的焦躁情緒。

取穴方法 大敦穴位於腳上大拇趾（靠第二趾一側）甲根邊緣約二公釐處。

PART 4

辨清病理體質好下廚

清楚明白地介紹八種體質，揭示生活習慣對體質
形成的影響，並根據不同體質的不同類型提供相
應的飲食指導和穴位養生方法，以促使體質趨於
平和。

陽虛體質

陽虛體質的人陽氣不足，陽氣是推動人體生長發育的動力，更是維持人體健康的重要元素。所以人體陽氣不足，會導致很多疾病產生，最常見的就是咳嗽、多痰、哮喘、腹瀉、男性陽痿、女性經痛等疾病。陽虛的人生病後容易出現多種寒症，易感風、寒、濕邪。陽虛體質的人要堅持體育鍛煉，可選擇一些舒緩柔和的運動，如太極拳、慢跑等，不能出汗過多，也不能熬夜，以免耗損陽氣。

✅ 體質特徵

以畏寒怕冷、手腳不溫為主要特徵。另外還有喜歡吃燙熱食物、精神不振、舌胖大嬌嫩且色淡、脈搏跳動微弱要重按才能找到等表現。性格沉靜內向、多愁善感。

飲食調養關鍵字

保養陽氣，溫補脾腎

要適量多吃一些能溫補脾腎的偏熱性食物，比如生薑、紅棗、山藥、南瓜、韭菜、牛肉、羊肉、栗子、荔枝、榴槤、橘子等，少吃寒性食物，尤其要遠離冰淇淋、冰鎮啤酒等冰鎮飲品，避免損耗身體裡的陽氣。另外，陽虛體質的人也可以調整烹調方法，以燜、蒸、燉、煮的烹調方式為佳。

✅ 對症飲食

脾陽虛的飲食調理

脾陽虛的表現有怕冷、腹瀉、面色㿠白、精神倦怠、腰膝酸軟、記憶力下降等。脾陽虛的人，飲食原則是進食補脾益氣、醒脾開胃消食的食品，如薏仁、山藥、扁豆、豇豆、牛肉、雞肉、牛肚、豬肚、葡萄、紅棗、紅蘿蔔、馬鈴薯、香菇等。少吃性質寒涼、易損傷脾氣的食品，如苦瓜、黃瓜、冬瓜、萵苣、香蕉、枇杷、梨、西瓜、綠豆等；還要少吃味厚滋膩、容易阻礙脾氣運化功能的食品，如鴨肉、豬肉、甲魚肉、牡蠣等。

腎陽虛的飲食調理

腎陽虛多由素體陽虛或年老腎虧或久病傷腎以及房勞過度等因素引起。表現為腰膝酸軟、畏寒肢冷尤以下肢為甚、頭暈目眩、精神萎靡、面色白或黧黑，或陽萎、婦

女宮寒不孕，或久瀉不止、浮腫。腎陽虛的人宜吃性屬溫熱而富有營養、具有溫陽散寒作用的食品，如秈米、羊肉、雞肉、豬肚、韭菜、辣椒等。忌吃性寒生冷之物，如各種冷飲與生冷瓜果。

生活習慣&體質	**大量運動，出汗過多**
	喜歡桑拿或長期大量運動，會導致過度出汗，傷及腎中元陽，會消耗體內的陽氣。
	偏食、節食
	熬夜很傷陽氣，因為熬夜時候人們一般都是看書看報、思考寫作、聊天說話、沉溺網路，每一項活動基本上都要調動陽氣來工作，所以經常熬夜的人一般都是面容憔悴、精神疲憊，會形成陽虛體質。
	貪涼
	炎熱的夏天很多人喜歡待在空調房裡或者穿衣露出肚臍和腰，這樣很容易損傷陽氣，尤其是隨著年齡越來越大，陽氣減弱，身體就會出現一些病理反應，如關節炎。

✅ 穴位體質養生

每晚睡前，盤腿而坐，用雙手按摩或屈指點按湧泉穴（取穴方法見本書 152 頁），力道以有痠脹感為宜，每次按摩 50 ～ 100 下。能補養人體陽氣，有益於陽虛體質者。

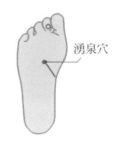

湧泉穴

每日早飯前和晚飯前，用大拇指的指腹朝著小指的方向按揉雙手的合穀穴（取穴方法見本書 161 頁）各 3 分鐘，以有痠脹的感覺為度。可以提高衛陽功能，改善陽虛症狀。

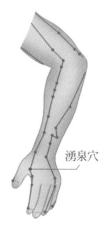

湧泉穴

美食養生堂

核桃仁炒韭菜

材料 韭菜 250 克、核桃仁 60 克。

調料 香油、鹽各適量。

做法

1. 韭菜洗淨，切成 3 公分長段備用。

2. 核桃仁入沸水中焯燙約 2 分鐘，撈出後撕去表皮，沖洗乾淨，瀝幹乾。

3. 鍋內倒入香油，燒至六成熱，放入核桃仁，炒至色黃，再下放入韭菜一起翻炒，加鹽炒勻即可。

當歸生薑羊肉湯

材料 羊腿肉 50 克，當歸、生薑各 10 克。

調料 鹽、醋、味精、香油各適量。

做法

1. 當歸和生薑洗淨，用清水浸軟，切片備用；羊肉洗淨，切片，放入加醋的沸水中汆燙一下撈出。

2. 鍋中加水，放入當歸、生薑和羊肉，大火煮沸後，再改用小火燉 15 分鐘，撈去浮沫，加鹽、味精調味，淋上香油即可。

功效 溫陽補血、益腎補氣，改善畏冷喜暖、腰膝冷痛、易感冒、乏力、小便頻繁等陽虛症狀。

氣虛體質

氣虛體質的人元氣不足，元氣是指從父母繼承而來的先天之氣，決定了一個人的先天稟賦，對人的體質特徵、疾病易感傾向、健康狀態等有很大的影響。氣虛的人容易患感冒、內臟下垂等病，病後康復緩慢，不耐受風、寒、暑、濕邪。氣虛體質的人應避免熬夜或過度勞累，不宜做劇烈運動，以防止損耗身體內的元氣。

✓ 體質特徵

以氣短、疲乏、易出汗等為主要特徵。另外還有精神不振、不愛說話、說話時聲音低弱、舌色淡紅、舌邊有齒痕、脈搏跳得很弱等表現。性格內向，不喜歡冒險。

飲食調養關鍵字

培補元氣，益氣健脾

要適量多吃一些能益氣健脾的食物，比如糯米、白米、小米、山藥、黃豆、牛肉、雞肉、香菇、桂圓肉、紅棗、蜂蜜等，少吃油炸食物，一次不要吃得太飽，可以少量多餐，避免給虛弱的內臟帶來太大的壓力。另外，要儘量少吃像生蘿蔔、空心菜等這類能消耗人體元氣的食物。

✓ 對症飲食

手術後氣虛的飲食調理

中醫認為手術會損傷人體正氣，容易出現氣虛的情況，比如乏力、容易疲勞、氣短、食欲差、稍感勞累便會出現眩暈或心慌等症狀。手術後造成氣虛的人，飲食原則是補充蛋白質，適量攝取新鮮的蔬菜和水果、蛋類及乳類，少吃用油煎炸的油膩食物和不好消化的食物。

富含蛋白質的食物有：牛奶、畜肉（牛、羊、豬肉）、禽肉（雞、鴨、鵝、鵪鶉）、蛋（雞蛋、鴨蛋、鵪鶉蛋）、水產（魚、蝦、蟹）、豆類（黃豆、青豆和黑豆）等，此外像芝麻、瓜子、核桃、杏仁、松子等乾果類的蛋白質的含量均較高。

產後氣虛的飲食調理

有些女性在產後神疲乏力、頭暈、不想說話，這是氣虛的表現。如果氣虛的症狀較輕，可以拿 10 ～ 30 克黨參與紅棗一起燉雞吃；如果氣虛的症狀較嚴重，可以把 10 克人蔘水煎後飲湯汁。如果女性產後氣虛伴有出汗症狀，可以拿 10 ～ 20 克黃耆和 10 ～ 30 黨參一起水煎後飲湯汁。

生活習慣&體質

吃飯速度快

胃強脾虛的人胃口較好，吃飯時狼吞虎嚥，風捲殘雲，吃得又多又快，但是脾臟功能不好，吃下的食物難以消化。這種吃得多、吃飯速度快的胃強脾虛者，步入中年後一般都會出現不同程度的氣虛體質。

偏食、節食

為了追求體型苗條，長期節食或偏食，會造成營養不良，促生和加重氣虛的體質。

用腦過度

長期用腦過度，不但很傷脾臟，而且會消耗人體內的元氣。

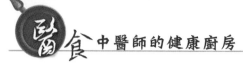

✅ 穴位體質養生

用中指或食指的指腹按揉腹部的氣海穴，每次按
揉 1 ～ 3 分鐘，按揉至出現痠脹度為好。能補充
身體元氣，改善氣虛體質。

> **取穴方法** 氣海穴位於下腹部，正中線上， 當臍
> 中下 1.5 吋。

取坐姿，用大拇指的指面按揉左右腿的三陰交穴
（取穴方法見本書145頁），每次按揉 1 ～ 3 分鐘，
按揉到出現痠脹感為止。能健脾臟，對補充氣血
有益。

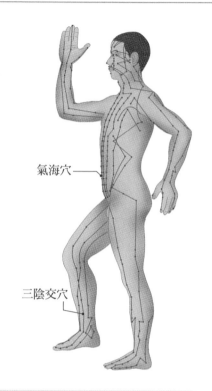

氣海穴

三陰交穴

美食養生堂

烏骨雞黃耆紅棗湯

材料 淨烏骨雞 1 只、黃耆
30 克、紅棗 6 顆。

做法
1. 淨烏骨雞洗淨；黃
   耆洗去浮塵；紅棗
   洗淨。
2. 砂鍋置火上，放
   入烏骨雞、黃耆和
   紅棗，淋入沒過
   鍋中食材的清水，
   煲至烏骨雞肉爛脫
   骨，取出黃耆，
   吃肉、紅棗，飲
   湯即可。

香菇牛肉粥

材料 白米 75 克、香菇 3 朵、牛肉（前腿）
40 克。

調料 蔥末、薑片、香油、鹽各適量。

做法
1. 白米淘洗乾淨備用。
2. 香菇泡軟洗淨，橫切成絲；牛肉洗
   淨，將肉切成薄片，然後再橫切
   成絲。
3. 鍋置火上，加入 1000 毫升的水以
   大火燒開，放入香菇絲、牛肉絲、
   白米，再次煮沸後改小火，熬至肉
   爛米熟時，放入蔥末、薑片、香
   油、鹽再煮 3 分鐘即可。

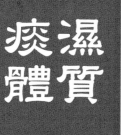

痰濕體質的人痰濕凝聚，和脾臟功能相對不足有關，人體內水分的樞紐管理就是脾臟，水太多或進出不暢、分佈不勻就是痰濕。痰濕會隨氣流竄，一旦流竄到關鍵部位，就會產生很多疾病，如腰痛、脂肪瘤、頸椎病、高血壓、糖尿病、單純性肥胖、不孕症、月經不調等。痰濕體質的人要加強身體物質代謝過程，應當做時間較長的有氧運動，運動時微微出汗效果最好，不能久坐不動，也不要熬夜，以免傷及肝、脾，催生痰濕。

✅ 體質特徵

以形體肥胖沉重、腹部肥滿鬆軟為主要特徵。常見表現還有臉部皮膚油脂較多、多汗而且黏、胸悶、痰多、口黏膩或甜、舌苔白膩、喜歡吃肥甘甜膩的食物。性格偏溫和、穩重，善於忍耐。

飲食調養關鍵字	健脾、化痰、祛濕
	飲食以清淡為主，要適量吃一些健脾祛濕的食物，比如生薑、山藥、扁豆、紅豆、鯽魚、薏仁、荸薺、白蘿蔔等，控制肥肉及甜、黏且不易消化、油膩的食物攝取，以免損傷脾臟，促生或加重痰濕。另外，痰濕體質的人也不宜多飲酒類和含糖量高的飲料，還要注意不要飲食過飽。

✅ 對症飲食

伴有心腦血管疾病的痰濕體質的飲食調理

痰濕鬱阻最易導致血液凝滯，而變生多種心腦血管疾病。在飲食上要以低脂肪、低糖、低熱量、富含膳食纖維的食品為主，如冬瓜、芹菜、韭菜、白蘿蔔、荸薺、紫菜、洋蔥、扁豆、薏仁、高麗菜、山藥等。切忌暴飲暴食，少鹽，禁酒，忌肥肉、蛋黃等高脂肪、高膽固醇食物和高熱量食品。

肥胖型痰濕體質的飲食調理

痰濕體質者最主要的特徵就是身型肥胖，這樣體質的人應注意飲食清淡，適量食用具有除脂去痰作用的海帶、蘿蔔、金桔、芥末等食物，少吃肥肉及甜、黏、油膩的食物。一定要吃早餐，同時避免吃宵夜。另外，不要暴飲暴食，最好吃七八分飽，細嚼慢嚥，以利於消化吸收。

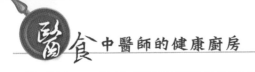
生活習慣&體質	**缺少運動**
	運動能促進代謝廢物的排泄，因現代生活方式的改變，身體運動量已明顯減少，影響到體內廢物排泄，是形成痰濕體質的主要原因。
	思慮過度
	過度的精神思維活動會加重脾氣負擔，特別是在進食的時候，脾氣在不停運化，若同時進行看電視、聊天等需要思慮的活動，會影響脾的運化功能，從而導致食物在體內堆積，變成痰濕。
	暴飲暴食
	暴飲暴食往往會超過脾的運化能力，影響脾的功能，而使「水濕內停」，促生痰濕體質。

✅ 穴位體質養生

每日按壓豐隆穴（取穴方法見本書 156 頁）1 ～ 3 分鐘，能健脾和胃，使濕痰自化。

採取站立或坐位的姿勢，用手掌上下、左右按摩滑肉門穴各 5 ～ 10 分鐘，每日 3 次，飯前飯後均可。有助於排除體內多餘的濕痰，可以保健脾胃，調節體內內分泌系統，明消化，從而減肥。

取穴方法 滑肉門穴位于肚臍上方 1 吋，距腹中線 2 吋處。

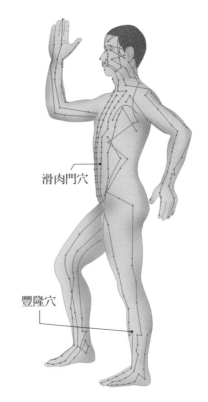

滑肉門穴

豐隆穴

美食養生堂

蓮子芡實薏仁牛肚煲

材料 蓮子、芡實各 25 克,薏仁 25 克,紅棗 2 顆,牛肚 200 克。

調料 薑片、鹽、香油各適量。

做法
1. 蓮子、芡實、薏仁、紅棗洗淨,紅棗去核;牛肚洗淨,在開水裡稍滾 5 分鐘,撈起用刀刮去黑衣,再洗淨,切片。
2. 蓮子、芡實、薏仁、紅棗洗淨,紅棗去核;牛肚洗淨,在開水裡稍滾 5 分鐘,撈起用刀刮去黑衣,再洗淨,切片。

香菇牛肉粥

材料 鯉魚 1 尾(約 500 克)、紅豆 50 克、陳皮 10 克、草果 1 個。

調料 薑片、鹽各適量。

做法
1. 先將鯉魚宰殺,去鱗、腮及內臟,洗淨;紅豆洗淨,浸泡 30 分鐘。
2. 將鯉魚放入鍋中,加入適量水,燒沸後,加入紅豆及陳皮、草果、薑片,繼續熬煮至豆熟時,加入鹽調味即可。

功效 健脾除濕化痰,適用於痰濕體質且有疲乏、食欲不振、腹脹腹瀉、胸悶眩暈表現的人。

濕熱體質

濕熱體質的人濕熱內蘊,主要問題是肝膽脾胃功能相對失調,尤其是肝膽的疏泄功能不好,就會導致濕熱停滯在體內,引發很多疾病,如前列腺炎、膽囊炎、陰道炎、脂漏性皮膚炎、膿包痤瘡、瘡癤等。濕熱體質的人適合選擇強度較高、運動量稍大的鍛煉方式,如中長跑、游泳、各種球類等,可以消耗體內多餘的熱量,排泄多餘的水分,達到清熱除濕的目的。但是在盛夏暑濕較重的季節,應減少戶外活動的時間。不要熬夜、過於勞累。保持充足而有規律的睡眠。

✓ 體質特徵

以面垢油光、口苦口乾、舌苔黃膩為主要特徵。另外還有膚色偏黃、油性皮膚居多、口臭、喜食肥甘油膩、大便燥結或黏滯不爽臭穢難聞、易生痤瘡粉刺、黃褐斑、脫髮、失眠、女性易白帶增多、男性陰囊潮濕等表現。性情多急躁易怒,煩悶懈怠。

飲食調養關鍵字	**祛濕除熱，疏肝利膽**
	濕熱體質的人宜食清淡、祛濕除熱、疏肝利膽的甘寒、甘平食物，如冬瓜、綠豆、苦瓜、絲瓜、黃瓜、鮮藕、紅豆、豆腐、蘿蔔等，還可適量食用能防止濕熱瘀積、富含膳食纖維的蔬果。不宜食用動物脂肪、糯米甜點、水分多性寒涼的水果蔬菜、冰凍飲料等生冷黏膩、助濕生熱、妨礙陽氣升發的食物。少食性熱生濕的食物。不可暴飲暴食，尤其不可多飲高糖飲料。應戒酒。

✓ 對症飲食

飲酒較多濕熱體質者的飲食調理

酒是導致濕熱的原因之一，酒本身性濕，經過發酵，會產生熱，長期大量飲酒會在體內釀生濕熱，表現為面垢油光、易生痤瘡、心煩口苦口乾、身體困重、小便色黃。這種濕熱體質的人應戒酒或限酒，少吃煎炸食品和肥肉，減少辛辣食物，少食性溫熱的牛肉、羊肉等食物。適當多吃新鮮水果和蔬菜。

有皮膚問題的濕熱體質的飲食調理

濕熱體質的人常會出現皮膚問題，如濕疹、痤瘡、酒糟鼻、神經性皮膚炎等，有的濕熱體質的人雖然不會出現明顯的皮膚損害，但也經常滿臉油光。濕熱體質且有皮膚問題的人，在飲食上要注意適當增加高蛋白、高維他命、低脂食物的攝取，少吃辣椒、魚、蝦、蟹或濃茶等刺激性或可能引起過敏的食物。不宜暴飲暴食、酗酒，少吃肥膩食品、甜品，以保持良好的消化功能。適度飲水，避免水濕內停或濕從外入。

生活習慣＆體質	**長期大量飲酒**
	長期大量飲酒可導致肝失疏泄，氣血不暢，且影響肝膽脾胃的運化功能，在體內釀生濕熱。
	熬夜
	熬夜直接傷肝膽，影響肝膽之氣的升發，濕熱就容易蓄積在體內，促生濕熱體質。
	滋補不當
	不同的滋補品有不同屬性，不恰當的進補品，會增加肝內代謝的負擔，使食物運化失調，濕熱瘀滯，形成濕熱體質。

穴位體質養生

用拇指或是中指的指端按揉曲池穴（取穴方法見本書 143 頁），力道以有痠痛感為度，每次 1～3 分鐘，每日按摩 1～2 次。可以起到疏風解表、清熱利濕的作用，有助於改善濕熱體質。

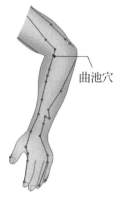

曲池穴

每日用拇指點按祛濕要穴陰陵泉穴 10～20 次。刺激這個穴位能最快地快速振奮脾胃運化水濕的功能，清利濕熱。

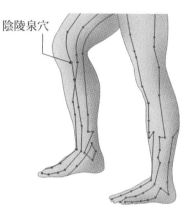

陰陵泉穴

取穴方法 陰陵泉穴位於小腿內側，脛骨骨頭端的內側凹陷處。

美食養生堂

泥鰍燉豆腐

材料 泥鰍 500 克、豆腐 250 克。

調料 鹽適量。

做法
① 把泥鰍去腮及內臟，洗淨；豆腐切塊。

② 泥鰍放入鍋內，加鹽和清水適量，置大火上，燉至五分熟時，加入豆腐塊，燉至泥鰍熟爛即可。

功效 止虛汗、祛濕邪、止腹瀉、清熱解毒、利水消腫，改善濕熱體質。

綠豆黃瓜粥

材料 白米 50 克、綠豆 30 克、黃瓜 1 根。

調料 鹽適量。

做法
① 將綠豆、白米白米洗淨，分別浸泡 1 小時和 30 分鐘；黃瓜洗淨，去蒂，切丁，待用。

② 將綠豆與適量的水同放在鍋內，置大火上煮沸，再轉小火煮至將熟時放白米，煮至綠豆開花、白米爛熟，加入黃瓜丁，撒入適量鹽即可。

功效 清熱利水，防止濕熱內滯，並預防脂漏性皮膚炎、膿包痤瘡等皮膚疾病。

陰虛體質

陰虛體質是指陰血不足，陰就是身體的水分、體液。陰虛具體來說就是指血液、唾液、淚水、精液、內分泌及油脂分泌不足，使身體呈缺水狀態。中醫講「陰虛生內熱」，表現為五心煩熱、口乾咽燥、神煩氣粗、尿黃便乾等。陰虛體質的人性情較急躁，外向好動、活潑，常常心煩易怒，所以，這類人要時刻記得寧靜安神，控制脾氣，否則會因情緒過激，消耗陰血，反而加重陰虛體質。

✓ 體質特徵

陰虛體質的人體形瘦長，主要表現是手足心熱、易口燥咽乾、大便乾燥、喜歡喝冷飲，或者面色潮紅、兩目乾澀、視物模糊、皮膚偏乾、眩暈耳鳴、睡眠差。

飲食調養關鍵字

養陰降火，滋補肝腎

陰虛體質的人在生活、飲食起居中，要儘量補充陰液。多吃一些生津養陰的清補類食物，比如藕片、山藥、木耳、蜂蜜、菠菜、雞蛋、牛奶、豆腐、豆漿、阿膠棗、甘蔗、梨、葡萄等。可適度攝取寒涼性或平性食物，以減少燥熱之症，如小米、大麥、黃豆、綠豆、芹菜、西瓜、冬瓜、苦瓜、荸薺等。忌吃辛辣刺激、溫熱燥熱食物，少吃煎炸爆炒及性熱上火的食物，以免加重火氣。

✓ 對症飲食

肺陰虛證的飲食調理

肺陰虛者表現為咳嗽無痰或痰少而黏、口咽乾燥、形體消瘦、潮熱盜汗等症。肺陰虛者應該多食一些潤肺止咳、養陰消熱、清心安神的食物。清肺的食物如紅蘿蔔、蓮藕、木耳、銀耳、豆漿、蜂蜜、梨、葡萄、紅棗、石榴、柑橘、甘蔗、柿子、百合、蘿蔔、荸薺、銀耳等。

心陰虛證的飲食調理

心陰虛主要表現為心悸、心煩、失眠、易驚，健忘等。心陰虛者應多食養心安神的食物，如蓮子、紅棗、紅豆等食物。

脾胃陰虛證的飲食調理

脾胃陰虛證主要表現為胃脘隱隱灼痛、饑不欲食，或乾嘔呃逆、口燥咽乾、大便乾

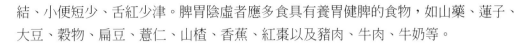

結、小便短少、舌紅少津。脾胃陰虛者應多食具有養胃健脾的食物，如山藥、蓮子、大豆、穀物、扁豆、薏仁、山楂、香蕉、紅棗以及豬肉、牛肉、牛奶等。

肝腎陰虛證的飲食調理

肝腎陰虛，常因腎陰虛而影響肝陰不足，或由肝陰耗傷及腎陰也形成肝腎陰虛，肝腎虛常表現為目花、目乾、易疲勞、肢麻、肋隱痛等證；腎陰虛則腰膝酸痛、遺精、耳鳴、不孕等證。肝腎陰虛者應多食一些養肝補腎的食物，如芝麻、小米、豇豆、羊骨、豬腎、芡實、栗子、核桃、山藥等。

生活習慣&體質	
喜歡喝冷飲	
	陰虛內熱的人多喜歡喝冷飲，這樣反而損傷了原本正常的陽氣，導致脾氣功能減弱，加重陰虛體質。
熬夜	
	中醫「夜間養陰」，熬夜不但損傷了陽，也消耗了陰，會讓陰虛體質雪上加霜。另外，中醫有句話「春夏養陽，秋冬養陰」，秋冬時期陰氣比較盛，我們應該因勢利導來養陰氣，尤其是晚上睡好覺，節制房事，惜陰保精。

✓ 穴位體質養生

用拇指指腹按摩三陰交穴（取穴方法見本書 145 頁）5 分鐘，每日 2 次。三陰交穴是肝、脾、腎三經的交會穴，可補肝經、脾經及腎經之陰。

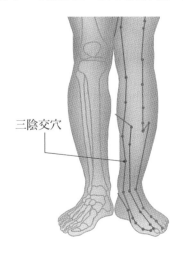

三陰交穴

美食養生堂

山藥薏仁粥

材料 山藥 60 克、薏仁 60 克、柿霜餅 24 克。

做法
1. 薏仁淘洗乾淨，浸泡 2～3 個小時；山藥去皮，洗淨，切塊；柿霜餅切碎。
2. 湯鍋置火上，倒入適量清水燒沸，放入薏仁和山藥煮至米粒熟爛時，再將柿霜餅切碎，調入煮好的粥內，攪勻溶化即可。

功效 益氣養陰，可改善陰虛體內有濕氣，如積液、水腫、濕疹、膿瘍等表現。

冰糖銀耳羹

材料 銀耳 10 克、冰糖適量。

做法
1. 將銀耳沖洗幾遍，然後放入碗內，碗內加冷開水浸泡（沒過銀耳即可）1 小時左右，挑去雜物，清洗乾淨。
2. 將銀耳和適量冰糖放入碗內，再加入適量冷開水，一起隔水燉 2 到 3 個小時即可。.

功效 滋陰潤燥，輔助治療陰虛引起的肺熱咳嗽、肺燥乾咳、婦女月經不調、胃炎、大便秘結等病症。

瘀血體質

瘀血體質的人通常有健忘、容易煩躁的毛病。瘀血體質的人很容易患上各種以疼痛為主要表現的疾病以及腫瘤包塊等。瘀血體質的人要培養樂觀、開朗的性格和情緒，加強體育鍛鍊，避免久坐不動；居住環境宜溫不宜涼，冬天注意保暖；女性在經期避免劇烈活動、接觸冷水等。

✓ 體質特徵

身體較瘦，常見有頭髮易脫落、膚色暗沉、唇色暗紫、舌有紫色或瘀瘀斑、眼眶暗黑等症狀，脈象細弱。女性生理期容易經痛、經閉、崩漏，男性身上容易出現瘀青。

飲食調養關鍵字	**活血化瘀，疏肝理氣**
	要適量多吃一些能活血化瘀的食物，比如黑豆、黃豆、山楂、黑木耳、洋蔥、香菇、茄子、油菜、羊血、芒果、玫瑰花、木瓜、海參、紅糖、黃酒、葡萄酒等。適量飲用葡萄酒，對促進血液循環有益。凡是具有澀血作用的食物都應忌食，如烏梅、苦瓜、柿子、李子、石榴、花生米等。高脂肪、高膽固醇的食物也不可多食，如蛋黃、蝦、豬頭肉、乳酪等，容易加重氣血瘀滯。

✓ 對症飲食

血瘀性經痛的飲食調理

儘量少吃或不吃生冷和寒涼性食物，比如各類冷飲、冰鎮酒類、生拌涼菜、螃蟹、田螺、竹蟶、梨、柿子、西瓜、黃瓜、柳丁等。經期可適當吃些味道酸一些的食物，比如酸棗、酸菜等，酸味食物有緩解經痛的作用。月經期少喝咖啡、茶、可樂，少吃巧克力等含咖啡因的食物，切忌飲酒。平日飲食應多樣化，不要偏食，經常吃紅蘿蔔、香菜、薺菜、生薑、橘子等具有理氣活血功效的蔬菜和水果。

生活習慣＆體質	**長期呆在寒冷和空調室內**
	長時間受到寒冷刺激，由於「血遇寒則凝」，容易導致體內氣血不暢。
	飲食過鹹
	飲食過鹹是加重瘀血體質的重要因素。長期食用過鹹食物，傷害血管，影響血液循環，容易誘發瘀血。
	心情壓抑
	憂鬱首先傷氣，進而傷血，最後累及全身，導致疾病。中醫講「氣鬱日久，氣滯血瘀」。保持心情的舒適順暢對瘀血體質者的身體益處十分重要。另外，日常生活中，應注意動靜結合，不可貪圖安逸，加重瘀滯。
	常食寒涼
	冰凍寒涼的食物最傷脾胃，損傷體內的陽氣。我們體內的血脈喜溫惡寒，得溫則行，遇寒則凝，因此冰凍寒涼的食物非常影響血脈的運行，血脈經常不通，瘀血就會出現。

✓ 穴位體質養生

每日用大拇指按壓血海穴 5 分鐘。血海穴具有活血化瘀、補血養血、引血歸經的作用。

> 取穴方法 用掌心蓋住膝蓋骨（右掌按左膝，左掌按右膝），二至五指朝上，拇指約呈45度斜置，大拇指尖下面便是此穴。

用拇指或中指指端按壓小腿內側的三陰交穴（取穴方法見本書 145 頁），一壓一放為 1 次，持續 5 ～ 10 分鐘。每日堅持按壓這個穴位，可改善瘀血體質。

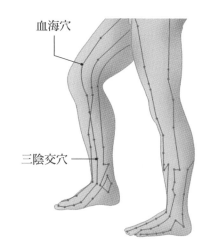

血海穴

三陰交穴

美食養生堂

山楂薏仁

> 材料 生山楂 30 克、綠豆 50 克、薏仁 30 克、白米 100 克、冰糖適量。

> 做法
> 1. 把綠豆、薏仁先浸泡 2 ～ 3 個小時，然後清洗乾淨；山楂洗淨，切開去籽。
> 2. 鍋置火上，加入適量清水，將山楂、白米、綠豆、薏仁一同放入鍋內煮粥，待熟後再加入冰糖，拌勻即可食用。

> 功效 活血化瘀，緩解瘀血引起的經痛。膿瘍等表現。

當歸田七烏骨雞湯

> 材料 烏骨雞 1 只、當歸 15 克、田七 5 克、生薑 1 塊。

> 做法
> 1. 把當歸和田七放進清水中浸泡清洗；清洗乾淨的烏骨雞切成四大塊，焯水備用。
> 2. 砂鍋置火上，加入適量清水，將所有材料放入鍋中，用大火煮沸後，轉用小火煲一個半小時左右，加鹽調味即可。

> 功效 活血養血，調理和改善瘀血體質，特別適合月經不調、血液不足的女性。

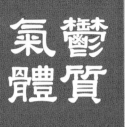

氣鬱體質主要是因為長期的情志不暢導致的氣血鬱滯。氣鬱體質的人發展到嚴重程度就成了憂鬱症患者，或變成瘀血體質。氣鬱體質的人性格非常內向，而且敏感，喜歡歎氣。所以，氣鬱體質的人應該多參加社會活動、集體文康活動，常看喜劇，多聽輕快、開朗的音樂，以使自己的心情舒暢，保持知足常樂的積極心態。

✅ 體質特徵

形體消瘦或偏胖，面色蒼暗或萎黃。性情急躁易怒、易於激動，或憂鬱寡歡、胸悶不舒。舌淡紅，苔白，脈弦。一旦生病則胸肋脹痛或竄痛。有時乳房及小腹脹痛；月經不調，經痛；體內之氣逆行，頭痛眩暈；容易出現胃腸功能紊亂疾病。

飲食調養關鍵字	疏肝理氣，補益肝血
	氣鬱體質的人應多食一些小麥、茼蒿、蔥、蒜、海帶、海藻、蘿蔔、金桔、山楂、巧克力、紅茶等具有行氣、解鬱、消食、醒神的作用；睡前避免飲茶、咖啡等提神醒腦的飲料；可少量飲酒，以活動血脈，提高情緒。

✅ 對症飲食

氣血虧虛引起的「產後憂鬱」飲食調理

產後憂鬱與生理變化造成的營養失衡有關聯，如果錳、鎂、鐵、維他命 B6、維他命 B2 等營養素攝取不足，就會影響精神狀態，所以應多食粗糧、全麥、麥芽、核桃、花生、馬鈴薯、大豆、葵花籽、新鮮綠葉蔬菜、海產品、蘑菇及動物肝等食物，這些食物含有多種緩解緊張和憂慮的營養素。另外，產婦在「月子」裡通常都會吃大量補品，這些食物很容易令人心煩氣躁、失眠焦慮，嚴重的還會出現種種「上火」跡象，所以要多搭配吃一些清淡食物，多吃新鮮的蔬菜水果，多喝溫開水。

更年期氣鬱的飲食調理

男人和女人都會有更年期，只不過女性表現得更突出了一些。處在更年期的人群，「腎氣漸衰，天癸將竭」，這是成病的根本，往往出現繁而眾多的突然之症，所以更年期的人要以疏肝理氣為先，宜多食蓮藕、白蘿蔔、山楂、芹菜、茼蒿、番茄、

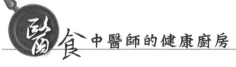

柳丁、柚子、柑橘、香水檸檬、佛手柑等。另外，腎氣虛是誘發更年期的基礎，所以補腎應貫徹始終，多食山藥、胡桃仁、白果、蓮子、黑豆、黑芝麻、韭菜等補腎食物。

生活習慣＆體質	**緊張、焦慮、壓力大**
	長時間處在壓力大、緊張、焦慮的生活狀態中，會破壞自律神經系統，影響生理、心理的平衡狀況，進而產生氣鬱現象，常會覺得頭昏腦脹、胸悶、腹脹。
	不吃早餐
	不吃早餐會影響肝膽功能，早上膽囊裡匯聚了膽汁，準備消化食物，如果胃裡沒食物，就會影響膽汁的排泄。肝膽主氣機舒暢，如果膽汁該排泄的時間不能排泄，就會嚴重影響肝膽的疏泄，促發或加重氣鬱體質。

✅ 穴位體質養生

每日用食指按摩太沖穴（取穴方法見本書 147 頁）至有明顯的痠脹感即可，有利於舒肝理氣，緩解易生氣、睡不好、壓力大的煩惱。

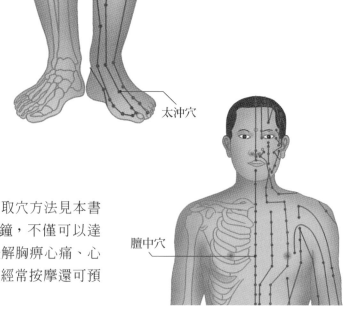

太沖穴

膻中穴

用中指端按揉膻中穴（取穴方法見本書 171 頁），每次約 2 分鐘，不僅可以達到行氣的功效，還能緩解胸痹心痛、心悸、心煩等症狀。女性經常按摩還可預防乳腺增生。

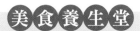

香菇豆腐

材料 水發香菇 75 克、豆腐 300 克。

調料 植物油、糖、醬油、味精、胡椒粉、料酒、太白粉各適量。

做法
1. 豆腐沖洗乾淨，切成長方條；香菇洗淨去蒂，切片。

2. 鍋置火上，倒入適量植物油燒熱，逐步下豆腐，用小火煎至一面呈金黃色時，加入料酒，放入香菇，最後將所有調味品放到鍋中，加水，用大火收汁、勾芡，翻動後出鍋。

百合蓮子湯

材料 乾百合 100 克、乾蓮子 75 克、冰糖 75 克。

做法
1. 將百合浸泡一夜後，沖洗乾淨；蓮子浸泡 4 小時，沖洗乾淨。

2. 鍋置火上，加入適量清水，將百合、蓮子放入鍋內，用大火煮沸後，加入冰糖，改用小火繼續煮 40 分鐘即可。.

功效 健脾養心安神，改善氣血循環，調養氣鬱體質。

特稟體質

特稟體質的人先天失常，是由於先天稟賦不足和稟賦遺傳等因素造成的一種特殊體質，包括先天性、遺傳性的生理缺陷與疾病，過敏反應等。特稟體質包括過敏體質、患遺傳性疾病體質、患遺傳性疾病體質。特稟體質的人對外界環境適應能力差，如過敏體質者就對易過敏季節適應能力差，並引發宿疾。特稟體質的人應積極參加各種適合自己的體育鍛鍊，增強體質，但是不能過度疲勞。天氣寒冷時鍛鍊要注意防寒保暖，防止感冒。

✓ 體質特徵

以生理缺陷、過敏反應為主要特徵。另外特稟體質的人，有的即使沒感冒也經常鼻塞、打噴嚏、流鼻涕，容易患哮喘，有的容易對藥物、食物、氣味、花粉、季節過敏，有的皮膚容易起蕁麻疹，皮膚常因過敏出現紫紅色瘀點、瘀斑，皮膚常常一抓就紅，並出現抓痕。

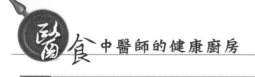

培本固元,益氣固表

中醫認為,特稟體質的人容易過敏是因為正氣虧虛,主要是肺、脾、腎功能失調。因此,飲食上通過培本固元、益氣固表來改善體質,特稟體質的人要多食益氣固表的食物,少食蕎麥(含致敏物質蕎麥螢光素)、蠶豆、白扁豆、牛肉、鵝肉、鯉魚、蝦、蟹、茄子、酒、辣椒、濃茶、咖啡等辛辣食物、腥羶發物及含致敏物質的食物。飲食宜清淡、均衡,粗細搭配適當,葷素配伍合宜。

✓ 對症飲食

成人易過敏特稟體質的飲食調理

有過敏性鼻炎、過敏性哮喘、過敏性紫斑、濕疹、蕁麻疹等過敏性疾病的人大多都屬於易過敏特稟體質。在飲食方面要注意營養平衡,可適當增加攝入牛奶、淡水魚、豆製品及新鮮蔬菜、水果,以增強抵禦外邪的能力,避免吃海魚、蝦、蟹等易引起過敏的食物及含有添加劑的蜜餞、糖果等食物。另外,注意避免飲酒及過於生冷、酸鹼、油膩、過敏的食物。

嬰兒易過敏特稟體質的飲食調理

嬰兒過敏常見的症狀有過敏性角膜炎、呼吸道出現氣喘、過敏性鼻炎、皮膚出現異位性皮膚炎、蕁麻疹等。要注意孩子的飲食,如有過敏出現,要完全避免接觸過敏性食物,主要有富含蛋白質的食物和有特殊氣味、有特殊刺激性的食物及海產類。另外專家提醒,嬰兒過敏體質的食物通常為穀類,其次是蔬菜和水果。寶寶的飲食要清淡,多食富含維他命的食品。

過度疲勞

過度疲勞,人體免疫力會下降,這時很容易引發細菌、病毒感染,尤其在解除了外界的過敏物質後,會誘發過敏症狀。

偏食

過分偏食會引起過敏,如偏好辛辣刺激性食物、甜食、油膩食物,不愛吃蔬菜水果,只攝取蛋白質不攝取維他命。因為食物中的某些成分可使人體細胞發生中毒反應,長期偏食某種食物,會導致某些「毒性」成分在體內蓄積,當蓄積量達到或超過體內細胞的耐受量時,就會出現過敏症狀。

穴位體質養生

每日用食指、中指兩指螺紋面加強按壓雙側第三胸椎旁的肺俞、第十一胸椎旁的脾俞和第二腰椎旁的腎俞。每個穴位按 3 ～ 5 分鐘為宜，有痠脹感覺即可。能改善過敏體質。

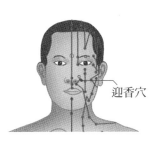

迎香穴

每日用食指或中指指腹按揉迎香穴（取穴方法見本書 135 頁）100 下。有助於改善鼻過敏，可以有效預防和緩解過敏性鼻炎、過敏性哮喘。

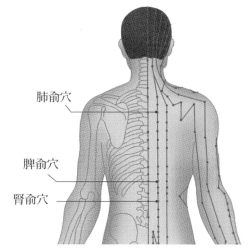

肺俞穴

脾俞穴

腎俞穴

美食養生堂

黃耆靈芝燉瘦肉

材料 黃耆 30 克、靈芝 30 克、瘦豬肉 200 克。

調料 生薑適量。

做法 ① 將黃耆、靈芝放入冷水浸泡 30 分鐘；把瘦豬肉切成小塊。

② 將黃耆、靈芝放入燉盅，其次放入瘦豬肉和生薑，加入適量的鹽、水，將燉盅放入有水的鐵鍋，大火隔水蒸 3 小時即可。

山藥羊肉湯

材料 山藥 200 克、羊肉 150 克。

調料 蔥末、薑末、蒜末、乾辣椒、太白粉、鹽、雞精、植物油、清湯各適量。

做法 ① 將山藥洗淨，去皮，切片；羊肉洗淨，切塊，用植物油煸炒至變色，撈出；乾辣椒洗淨，切段，待用。

② 鍋置火上，倒植物油燒熱至八成熱，放入蔥末、薑末、蒜末、辣椒段爆出香味，放入山藥翻炒，倒入適量清湯，加入羊肉塊，加入鹽、雞精調味，用太白粉勾芡即可。

醫食 中醫師的健康廚房

作　　者：楊力 主編

發 行 人：林敬彬

主　　編：楊安瑜

責任編輯：黃谷光

助理編輯：呂易穎

內頁編排：郭于菁（艾草創意設計有限公司）

封面設計：張慧敏（艾草創意設計有限公司）

出　　版：大都會文化事業有限公司 行政院新聞局北市業字第89號

發　　行：大都會文化事業有限公司

　　　　　11051台北市信義區基隆路一段432號4樓之9

　　　　　讀者服務專線：（02）27235216

　　　　　讀者服務傳真：（02）27235220

　　　　　電子郵件信箱：metro@ms21.hinet.net

　　　　　網　　　　址：www.metrobook.com.tw

郵政劃撥：14050529 大都會文化事業有限公司

出版日期：2014年02月初版一刷

定　　價：350元

I S B N：978-986-6152-95-5

書　　號：Health⁺50

Chinese (complex)

Copyright © 2014 by Metropolitan Culture Enterprise Co., Ltd.

4F-9, Double Hero Bldg., 432, Keelung Rd., Sec. 1,
Taipei 11051, Taiwan
Tel:+886-2-2723-5216　Fax:+886-2-2723-5220
Web-site:www.metrobook.com.tw
E-mail:metro@ms21.hinet.net

大都會文化
METROPOLITAN CULTURE

國家圖書館出版品預行編目 (CIP) 資料

醫食：中醫師的健康廚房／楊力 主編,

初版. 臺北市：大都會文化, 2014.02

256面；23×17公分.

ISBN 978-986-6152-95-5 (平裝)

1.食療 2.健康飲食

413.98　　　　　　　　　　102023152

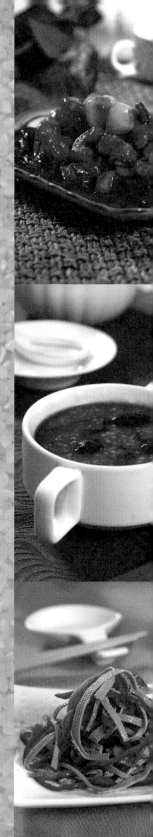

大都會文化 讀者服務卡

書名：醫食：中醫師的健康廚房

謝謝您選擇了這本書！期待您的支持與建議，讓我們能有更多聯繫與互動的機會。

日後您將可不定期收到本公司的新書資訊及特惠活動訊息。

A. 您在何時購得本書：＿＿＿＿年＿＿＿＿月＿＿＿＿日

B. 您在何處購得本書：＿＿＿＿＿＿書店（便利超商、量販店），位於＿＿＿（市、縣）

C. 您從哪裡得知本書的消息：1. □書店2. □報章雜誌3. □電台活動4. □網路資訊

　5. □書籤宣傳品等6. □親友介紹7. □書評8. □其他＿＿＿＿＿＿＿＿＿＿＿＿

D. 您購買本書的動機：（可複選）1. □對主題和內容感興趣2. □工作需要3. □生活需要

　4. □自我進修5. □內容為流行熱門話題6. □其他＿＿＿＿＿＿＿＿＿＿＿＿＿＿＿

E. 您最喜歡本書的：（可複選）1. □內容題材2. □字體大小3. □翻譯文筆4. □封面

　5. □編排方式6. □其他＿＿＿＿＿＿＿＿＿＿＿＿

F. 您認為本書的封面：1. □非常出色2. □普通3. □毫不起眼4. □其他＿＿＿＿＿＿＿＿

G. 您認為本書的編排：1. □非常出色2. □普通3. □毫不起眼4. □其他＿＿＿＿＿＿＿＿

H. 您通常以哪些方式購書：（可複選）1. □逛書店2. □書展3. □劃撥郵購4. □團體訂購

　5. □網路購書6. □其他＿＿＿＿＿＿＿＿＿＿＿

I. 您希望我們出版哪類書籍：（可複選）1. □旅遊2. □流行文化3. □生活休閒

　4. □美容保養5. □散文小品6. □科學新知7. □藝術音樂8. □致富理財9. □工商管理

　10. □科幻推理11. □史地類12. □勵志傳記13. □電影小說14. □語言學習（＿＿＿＿語）

　15. □幽默諧趣16. □其他＿＿＿＿＿＿＿＿＿＿

J. 您對本書（系）的建議：＿＿＿＿＿＿＿＿＿＿＿＿＿＿＿＿＿＿＿＿＿＿＿＿＿＿＿

＿＿＿

K. 您對本出版社的建議：＿＿＿＿＿＿＿＿＿＿＿＿＿＿＿＿＿＿＿＿＿＿＿＿＿＿＿＿＿

＿＿＿

讀者小檔案

姓名：＿＿＿＿＿＿＿＿＿　性別：□男□女　生日：＿＿年＿＿月＿＿日

年齡：□20歲以下□20～30歲□31～40歲□41～50歲□50歲以上

職業：1. □學生2. □軍公教3. □大眾傳播4. □服務業5. □金融業6. □製造業

　　　7. □資訊業8. □自由業9. □家管10. □退休11. □其他＿＿＿＿＿＿＿＿＿

學歷：□國小或以下□國中□高中／高職□大學／大專□研究所以上

通訊地址：＿＿＿＿＿＿＿＿＿＿＿＿＿＿＿＿＿＿＿＿＿＿＿＿＿＿＿＿＿＿＿

電話：（H）＿＿＿＿＿＿＿＿（O）＿＿＿＿＿＿＿　傳真：＿＿＿＿＿＿＿＿

行動電話：＿＿＿＿＿＿＿＿＿　E-Mail：＿＿＿＿＿＿＿＿＿＿＿＿＿＿＿

◎如果您願意收到本公司最新圖書資訊或電子報，請留下您的E-Mail信箱。

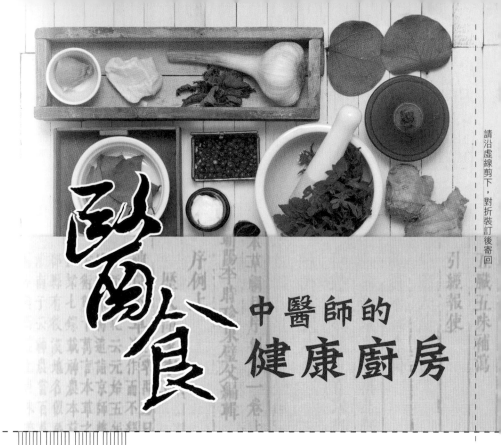

醫食

中醫師的
健康廚房

北 區 郵 政 管 理 局
登記證北台字第9125號
免 貼 郵 票

大都會文化事業有限公司

讀 者 服 務 部 收

11051台北市基隆路一段432號4樓之9

寄回這張服務卡（免貼郵票）
您可以：
◎不定期收到最新出版訊息
◎參加各項回饋優惠活動

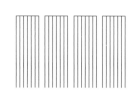